현대 가정의학 시리즈 ⑥

온 가족이 다함께 건강한 한 평생을!!

피로, 정력감퇴 치료법

완벽한 사진해설

현대건강연구회 편

太乙出版社

머 리 말

'최근 자주 피로하고 맥이 빠진다', '하룻밤 자고 나도 개운치 않고 주말에 가족에게 서비스해야 한다고 생각하면 우울하다', '정력이 없어 아내와의 섹스도 제대로 하지 못한다', '도중에서 못하게 된다 ….'

만일 이런 나약한 말을 하게 된다면 당신은 너무 지쳐 있는 것이다. 지나치게 일을 하거나, 휴식이나 수면 시간이 부족하거나 아니면 피로 회복 방법이 잘못되어 있지는 않은가. 어딘가에 반드시 원인이 있을 것이다.

'피로'나 '나른함'은 '휴식이나 수면을 취하라'라는 몸의 신호이다. 그것을 무시한 채 무리를 계속하면 병이 되는 등 건강을 해칠 뿐 아니라 부상 등의 사고를 일으키는 원인이 된다. 때로는 노이로제나 우울증 등 정신적인 장해를 가져오기도 한다.

피로는 빨리 회복시키는 것이 최고이다. 하루의 피로는 그날 중에 없앤다. 하룻밤 푹 자고 난 다음날 상쾌하게 깰 수 있는 것은 피로회복의 기본적인 원칙이다. 조금씩 축적된 일주일 동안의 피로는 주말이나 휴일을 이용하여 완전히 회복시키고 주초(週初)에는 에네르기를 충만시키는 것이다.

그런데 우리들 현대인은 문명의 진보와 함께 점점 새로운 형으로 피로를 지고 있다.

밤의 생활 시간이 길어지고, 해와 함께 일하고 해가 들어가면 쉬는 인류의 오랜동안의 자연 리듬을 등지고 생활하고 있다. 냉난방의 보급에 의해 체온 조절도 해야 한다. 교통기관의 발달. 직장의 OA화, 가정 전기제

품의 보급 등으로 몸을 사용하지 않게 되어 근력 그 자체가 저하되어 간다.

작업 내용의 복잡화나 OA 기계의 조작 등 긴장을 강요하는 작업이 계속 늘어 신경 피로도 증대되기만 한다.

이런 종류의 피로는 심신의 긴장이 가져오기 때문에 좀처럼 간단하게는 회복되지 않는다.

신경 피로는 또 정력 감퇴를 초래하고 때로는 임포텐스까지 이르게 된다. 아무튼 섹스는 육체적인 면만으로 받아 들여지는 경향이 있으나 오히려 정신적인 면쪽이 크다고 할 수 있다.

이와 같이 피로하기 쉽고 피로를 회복하기 어려운 환경하에 있는 우리 현대인은 멍하니 휴식과 수면을 취하지 말고 좀더 적극적으로 피로 회복을 기해야 한다. 40대 전후의 한창 일할 사람이 정력 감퇴를 호소하는 것은 문제이다. '피로에 지쳐 그 기분이 나지 않는다'라고 한탄하기 전에 이 책을 읽고 부디 자신을 되찾기 바란다.

육체적, 정신적 피로를 없애고 걱정되는 정력 감퇴를 없애 충실한 성생활을 하는 것이야 말로 내일로의 활력이 되는 것이다.

편자 씀

차례 *

머리말 ………………………………………………………… 7

누구나 할 수 있는 피로, 정력감퇴의 치료방법

* 알아두면 도움이 되는 기본 상식
피로, 나른함의 원인을 첫눈에 알 수 있는 '피로도(疲勞度) 테스트' …………………………………………………………… 14

① 피로, 나른함은 그날 중에 푼다
기상을 산뜻하게 '일어나지 말고 스트레칭' ………………… 18

② 피로, 나른함은 그날 중에 푼다
피로에 지지 않는 저항력을 키우는 통근시의 체조 ………… 21

③ 피로, 나른함은 그날 중에 푼다
피로를 모르는 바른 자세, 바른 걷기법 ……………………… 25

④ 피로, 나른함은 그날 중에 푼다
직장에서 할 수 있는 '혈액순환을 좋게 하는 체조' ………… 28

⑤ 피로, 나른함은 그날 중에 푼다
하루의 피로를 기분좋게 풀 수 있는 목욕법 ………………… 32

⑥ 피로, 나른함은 그날 중에 푼다
잠을 잘 자지 못하는 사람도 푹 잘 수 있는 '안면 체조' …… 36

① 증상별·피로, 나른함의 치료법
어깨 결림 ……………………………………………………… 39

* 차례

2 증상별·피로, 나른함의 치료법
허리가 아프다 ·· 43

3 증상별·피로, 나른함의 치료법
눈이 피로하다 ··· 46

4 증상별·피로, 나른함의 치료법
손발이 나른하다 ······································ 49

5 증상별·피로, 나른함의 치료법
전신이 나른하다 ······································ 52

6 증상별·피로, 나른함의 치료법
머리가 무겁다, 아프다 ···························· 56

7 증상별·피로, 나른함의 치료법
신경 피로로 초조하다 ···························· 59

8 증상별·피로, 나른함의 치료법
집중력이 없다, 끈기가 없다 ·················· 62

9 증상별·피로, 나른함의 치료법
신경 피로로 위가 아프다 ······················ 65

10 증상별·피로, 나른함의 치료법
스트레스성 변비, 설사가 계속되고 있다 ········· 69

11 증상별·피로, 나른함의 치료법
폭음폭식에 의한 위의 피로에는 ············ 73

차례 *

12 증상별·피로, 나른함의 치료법
무리의 연속에 의한 간장의 피로에는 ·················· 76

1 걱정되는 정력감퇴 치료법
지압으로 고친다 ··· 79

2 걱정되는 정력감퇴 치료법
마사지로 고친다 ··· 83

3 걱정되는 정력감퇴 치료법
뜨겁지 않은 뜸으로 고친다 ······························· 86

4 걱정되는 정력감퇴 치료법
온냉 자극으로 고친다 ······································ 90

5 걱정되는 정력감퇴 치료법
자극 요법으로 고친다 ······································ 93

6 걱정되는 정력감퇴 치료법
식사로 고친다 ··· 96

7 걱정되는 정력감퇴 치료법
특효 식품으로 고친다 ······································ 98

8 걱정되는 정력감퇴 치료법
한방약으로 고친다 ·· 100

1 증상별·남성 성기능을 높이는 법
선뜻 내키지 않을 때 ·· 102

* 차례

② 증상별·남성 성기능을 높이는 법
발기력, 지속력이 불충분할 때 ·· *105*

피로를 모르는 강한 체질을 만들기 위한 이론편

① 이것만은 알아두자
피로, 나른함이 당신을 엄습하는 메카니즘 ···························· *110*

② 이것만은 알아두자
병의 전조가 되는 위험한 피로감, 권태감이란 ····················· *117*

③ 이것만은 알아두자
인간은 왜 몸을 쉴 필요가 있는가 ·· *123*

④ 이것만은 알아두자
수면으로 피로를 근본에서부터 푸는 구조 ···························· *129*

⑤ 이것만은 알아두자
정력의 쇠약은 왜 일어나는가 ·· *132*

⑥ 이것만은 알아두자
정력감퇴를 가져오는 몸의 병, 마음의 병 ····························· *136*

⑦ 이것만은 알아두자
정력감퇴, 병원에서는 이렇게 치료한다 ································ *142*

⑧ 이것만은 알아두자
성생활의 작은 요령 ·· *150*

누구나 할 수 있는
피로, 정력감퇴의 치료방법

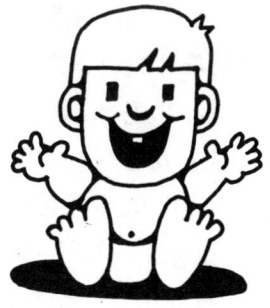

✱ 알아두면 도움이 되는 기본 상식

피로, 나른함의 원인을 첫눈에 알 수 있는 '피로도(疲勞度) 테스트'

우선 다음 테스트를 해본다. 30항에 대해 자신에게 맞는 것에 ○표를 한다. 매일 아침, 저녁으로 1주일 동안에 걸쳐 계속한다.

피로도 테스트

1…아침에 눈이 잘 떠지지 않는다.
2…아침부터 머리가 무겁고 산뜻하지 않다.
3…아침부터 머리가 아프다.
4…아침 식사를 먹을 마음이 들지 않는다.
5…신문을 읽거나 TV 뉴스를 보거나 듣는 것이 성가시다.
6…일하러 나가는 것이 싫다.
7…나가기 전에 2~3회 설사를 한다.
8…마구 하품이 나온다.
9…먹으면 곧 복통이 나며 설사를 한다.
10…상사가 가까이 오면 긴장한다.
11…상사가 보고 있으면 일을 할 수가 없다.
12…상사나 동료와 이야기를 하기가 싫다.

13…마음이 산만하여 집중할 수가 없다.
14…초조하다.
15…일에 실수가 많다.
16…일에 끈기있게 매달리지 못하고 의욕이 없다.
17…불만을 잘 한다.
18…하루 종일 머리가 무겁고 특히 긴장하면 아프다.
19…눈이 아른아른하기도 하고 눈꺼풀이 꿈틀꿈틀 움직인다.
20…어깨나 목 등이 결린다.
21…앉아 있어도 숨이 차다.
22…현기증이 나고 기분이 나쁘다.
23…목이 말라 쓸데없이 물을 많이 먹게 된다.
24…일을 하면 지쳐 버린다.
25…손발이 떨리기도 하고 나른해진다.
26…귀가하면 녹초가 되어 버린다.
27…음주, 흡연의 도가 지나치다.
28…가족과 이야기 하는 것도 귀찮다.
29…성욕이 감퇴되었다.
30…잠을 잘 자지 못하며, 얕게 잔다.

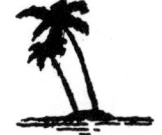

당신의 피로도 진단

☆ ○표가 5개 이상인 사람 … 피로가 쌓여 있다. 서둘러 회복시킨다.

☆ 아침에 체크하여 ○표가 많은 사람 … 상당히 피로가 쌓여 있다. 일의 페이스를 늦춘다거나 하는 식으로 적극적으로 피로 해소에 노력하라.

☆ 밤에 체크하여 ○표가 많은 사람… 일로 피로한 것이다. 다음날 아침이면 걱정 없다.

☆ 휴식을 취하고 난 뒤 체크하여 ○표가 많은 사람 … 휴일을 지내는 방법에 잘못이 있다. 스포츠나 취미를 적극적으로 실시하도록 하라.

☆ 주말에 체크했을 때만 ○표가 많은 사람 … 일의 피로이다. 휴식으로 회복되면 걱정은 없다.

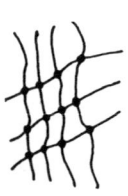

우선 자신의 피로 정도를 알고 원인이 어디에 있는가를 확인하는 것이 선결.

피로도 체크 레이다

● 피로 회복에 중요한 세가지 주

　피로 회복에 중요한 것은 영양, 운동, 휴양 3가지이다. 맛있게 먹고 몸을 잘 움직이고 몸과 마음을 충분히 쉰다. 당신의 생활에 이 3가지 조화가 이루어지고 있으면 피로도 곧 회복되고 상쾌한 매일을 보낼 수 있을 것이다. 만일 피로가 쌓여 있으면 일상 생활의 어딘가에 피로 회복을 방해하는 나쁜 습관이 있기 때문인 것이다. 아래의 테스트로 당신의 일상 생활을 체크하고 원인이 되고 있는 나쁜 습관을 고치도록 하자.

● 당신의 일상 생활을 체크한다

　①~⑱의 질문에 대한 3가지 대답 중 하나를 선택하여 ○표를 하고 순서대로 선을 연결해 본다. 선으로 연결된 형의 면적이 좁고 제일 안쪽 원에 가까워질 수록 당신의 일상 생활 습관은 좋고, 반대로 원이 커지면 커질수록 나쁜 습관의 정도가 높다고 할 수 있다.

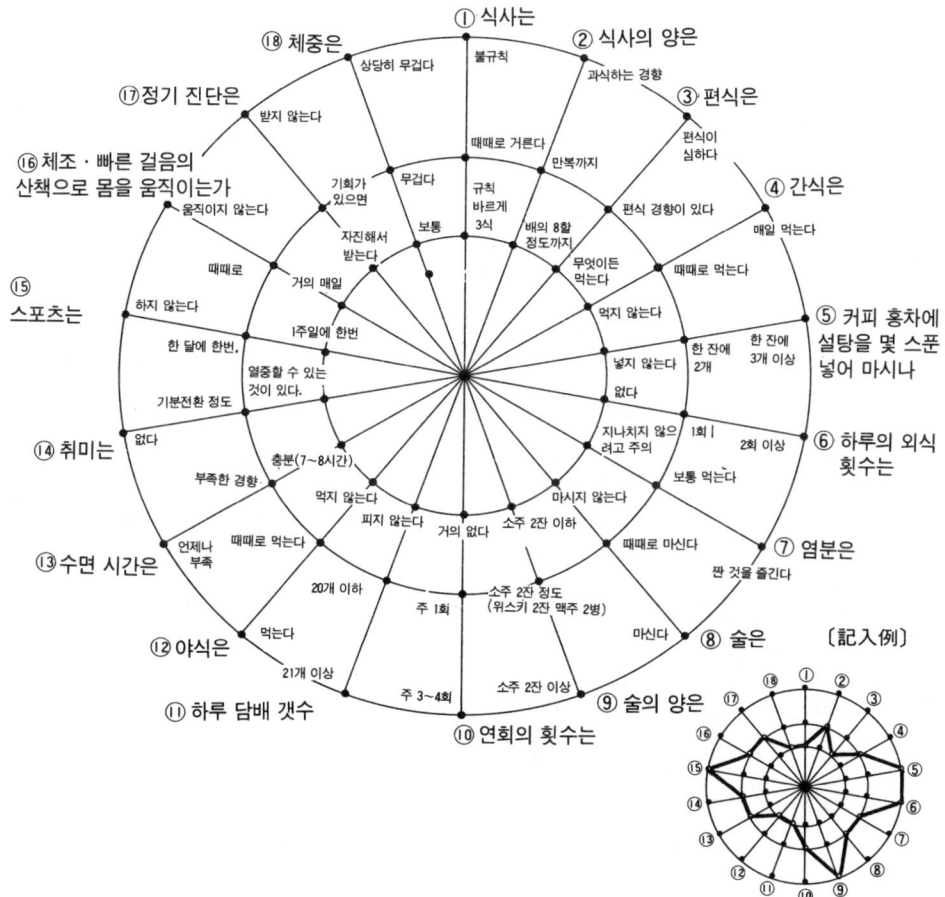

① 피로, 나른함은 그날 중에 푼다

기상을 산뜻하게
'일어나지 말고 스트레칭'

근육을 펴 몸을 깨운다

아침에 눈을 떴을 때 기분이 상쾌하거나 몸이 탄력 있고 활력에 넘치고 있는 것처럼 느껴지는 것은 피로가 말끔히 회복되었다는 건강한 증거이다. 몸의 작용을 조절하고 있는 자율신경이 밤의 주역 '부교감 신경'에서 낮의 주역 '교감 신경'으로 자연스럽게 전환되었다는 것을 의미하고 있다.

이에 비해 잠이 잘 깨지 않고 몸이 나른하며, 기운이 없고 눈이 몽롱하고 머리가 무거우며 산뜻하지 않다 라는 증상은 자율신경의 전환이 잘 되고 있지 않기 때문에 일어나는 일이다. 교감 신경은 몸을 활동적으로 만드는 데 비해 부교감 신경은 몸을 쉬게 하고 에너르기를 비축하도록 작용하고 있다. 이 신경의 전환이 잘 되지 않으면 작용해야 할 때 몸이 휴식 상태가 되고, 또한 쉬어야할 때 활동 상태로 들어가 버린다. 이래서는 일의 능률이 오르지 않을 뿐 아니라 피로가 심해지기만 하고 피로회복도 되지 않는다.

아침에 눈을 떴을 때는 이 자율신경의 전환이 자연스럽게 되도록 도와주자. 그를 위해서는 근육을 움직이는 것이 최고이므로 침대 위에서 간단한 스트레칭을 행하도록 한다.

침대 위에서의 스트레칭

　천천히 호흡을 하면서 근육을 스트레치한다. '편다'라는 것이 요령이다. 반동을 주지 말고 천천히 근육을 펴고 그 상태를 10초 정도 계속 유지한 뒤 원래대로 되돌린다.

　① 누운 채 팔과 다리를 편하게 뻗고 천천히 등을 편다.

　② 손을 바닥에 대고 무릎을 가볍게 구부린 후에 기는 자세를 취한다. 구부린 무릎을 펴면서 천천히 엉덩이를 위로 올린다.

　③ 책상다리를 하고 앉는다. 뒤로 손을 대고 천천히 가슴을 젖힌다.

　④ 마찬가지로 책상다리를 하고 천천히 등을 둥글게 한다.

　⑤ 책상다리를 한 자세에서 한쪽 다리를 앞쪽으로 펴고 그 발에 타올을 걸어 손으로 잡은 다음, 반대쪽 팔을 윗쪽으로 편다. 원래대로 되돌리고 반대쪽도 마찬가지로 실시한다.

　침상 위에서 이 정도 하면 잠자리가 상쾌하고 몸에 활력이 넘치는 것을 느낄 것이다. 스트레칭은 평소에 긴장하고 있던 근육을 펴 주는 운동이므로 근육의 피로 회복 효과도 있다.

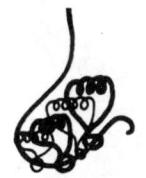

충분히 호흡하여 숨을 내쉴 때 충분히 스트레칭. 근육을 쭉 편다.

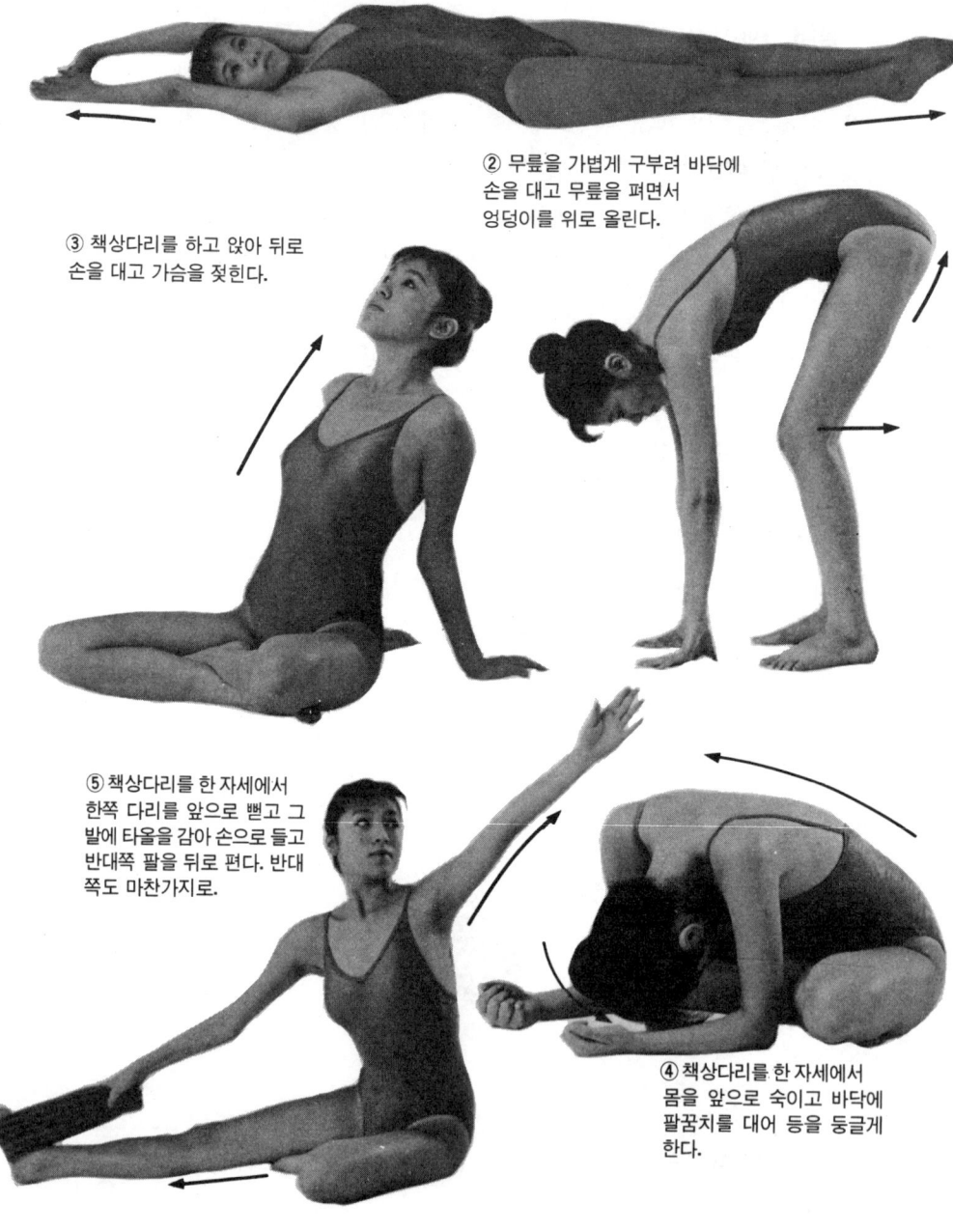

② 피로, 나른함은 그날 중에 푼다

피로에 지지 않는 저항력을 키우는 통근시의 체조

평소에 사용하지 않던 근육을 움직인다

　사무직인 사람은 대부분 아무래도 같은 자세를 취해야 한다. 게다가 몸의 특정 부분 만을 사용하는 경향이 있다. 그 때문에 정해진 근육만이 긴장하여 피로가 쌓이는 한편 사용하지 않는 근육은 점차로 약해져 간다. 그 결과 스태미너가 없어지고 몸의 저항력도 쇠약해지는 경향이 있다.

　그러므로 피로를 극복하고 저항력을 기르기 위해 매일의 통근 시간을 활용하도록 한다. 전철 안의 손잡이나 기둥을 이용하면 피로한 근육을 쉬게하여 활력을 회복시키고 근육이 약해지는 것을 방지할 수가 있다. 이런 사소한 동작이 하루의 영기(英氣)를 기르는 것이 되는 것이다.

　통근 전철 속에서 책이나 신문을 읽고 있는 사람들을 자주 보게 되는데, 그것은 눈이 매우 피로해지기 쉽고 팔이나 어깨, 목 등의 근육도 긴장시켜 피로를 초래한다.

　통근차 안에서는 스트레칭을 하거나 느긋하게 쉬는 시간을 갖는 것이 좋다.

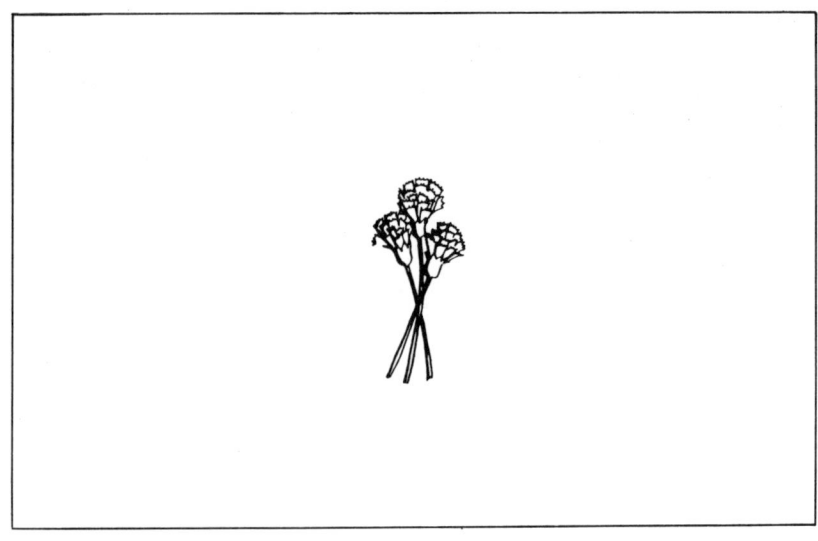

통근시 전철에서 할 수 있는 스트레칭

① 한쪽 다리에 중심을 걸고 같은 쪽 손으로 가죽 손잡이를 잡는다. 그 자세에서 팔꿈치 구부렸다 펴기를 한다. 좌우 교대로 실시하면 팔의 긴장이 풀리고 피로를 회복시킬 수 있다.

② 가죽 손잡이나 기둥을 한손으로 잡은 다음 같은 쪽 다리에 중심을 걸고 상체를 뒤로 젖힌다. 좌우 번갈아 몸의 앞면 근육을 이완시키고 평소에 사용하지 않던 등쪽 근육을 긴장시킨다.

③ 양손으로 가죽 손잡이에 매달려 상체를 젖힌다. 가슴, 배, 허리를 앞쪽으로 내민다. 몸의 앞면 근육을 이완시키고 등이나 허리의 근육을 강화시킨다. 어깨도 평소와 다른 움직임을 하여 어깨 결림을 예방하는 운동이 되도록 한다.

④ 가죽 손잡이나 기둥을 한손으로 잡는다. 팔꿈치를 편 채로 그 팔에 체중을 싣는다. 손을 바꾸어 반대쪽도 마찬가지로 어깨나 팔의 근육 긴장을 이완시키고 피로를 회복시킨다.

팔의 각도나 힘을 자신의 기분이 좋도록 바꾸어 보자.

⑤ 손잡이나 기둥을 한손으로 잡고 발끝을 세운 다음 발목을 돌린다. 오른쪽 돌리기, 왼쪽 돌리기 각 10~20회 실시한다. 발목과 하지의 피로를 풀고 근력 강화에도 도움이 된다.

⑥ 손잡이나 기둥을 잡지 말고 서서 전철의 흔들림을 견디도록 균형을 유지한다. 발 허리를 단련하여 평형 감각을 기르는 것이 되고, 전신의 근육을 활용하며 피로 회복과 근력 단련에 도움이 된다.

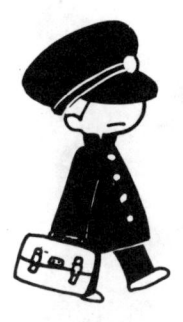

가죽 손잡이나 기둥을 이용하여 평소에 사용하지 않던 근육을 운동시키고, 피로한 근육을 쉬게 한다.

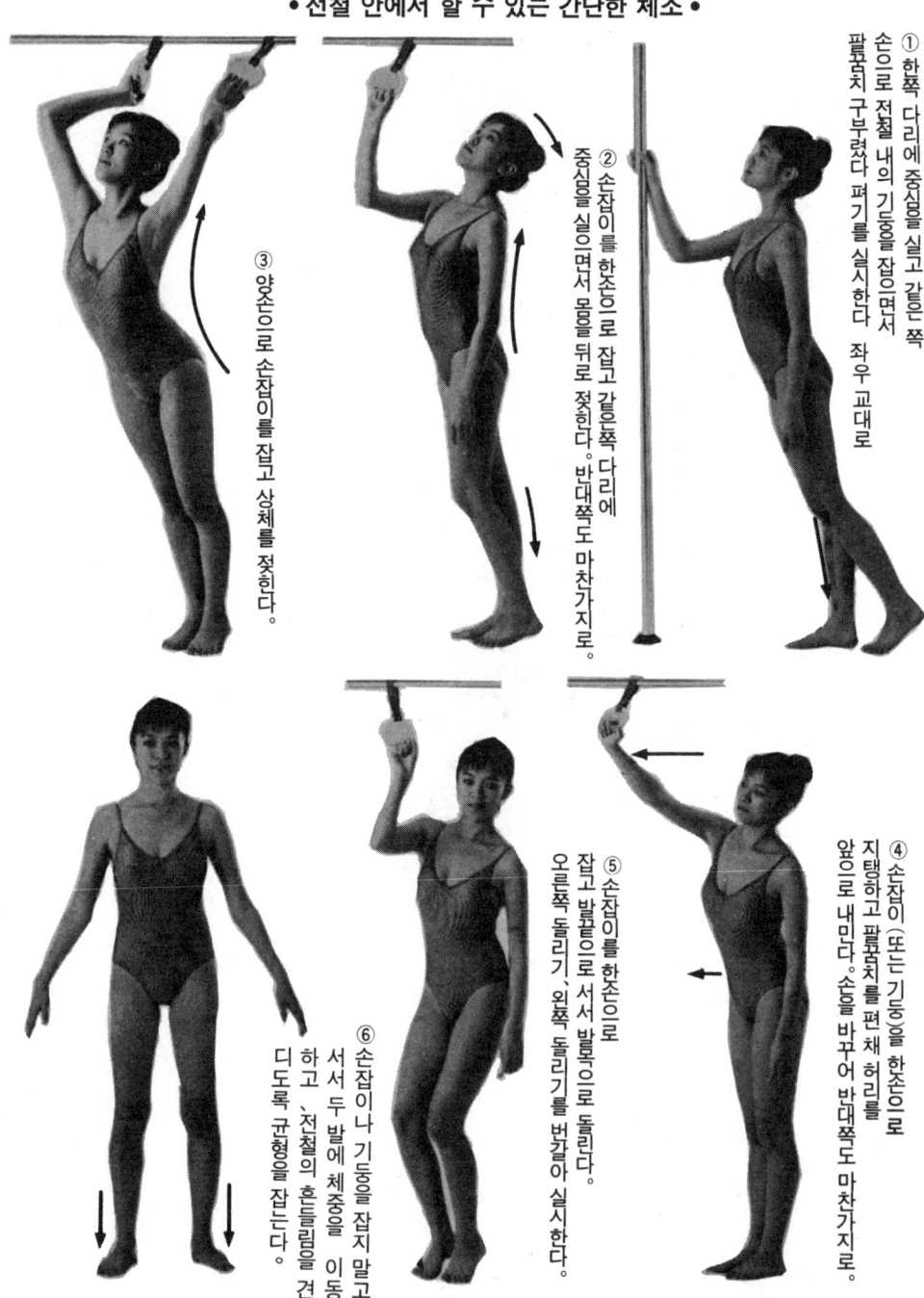

③ 피로, 나른함은 그날 중에 푼다

피로를 모르는
바른 자세, 바른 걷기법

피로해지기 쉬운 자세, 피로해지지 않는 자세

인류의 먼 선조는 네 발로 기는 자세를 취하고 있었다. 그 탓으로 우리들은 본래 네 발로 기는데 적합하도록 만들어져 있다. 그런데 어떤 시기를 기해 두 발로 걷고 무거운 머리를 얹고서 1개의 등뼈와 2개의 다리로 지탱하게 되어 안정성이 나쁘고, 몸 여기저기에 무리가 가게 되는 것은 당연한 일이다. 그 결과, 발이나 허리, 등 등의 피로가 나타나고, 어깨 결림이나 요통 그리고 두통을 일으키게 되는 것이다.

본래 인간은 이런 결점을 가지고 있으므로 일상 생활에서 이 이상 부담이 가게 해서는 안된다. 앉는다, 선다, 걷는다고 하는 일상의 동작 중에서 어떻게 바른 자세를 취하는가가 피로의 정도를 크게 좌우한다. 균형이 잡힌 좋은 자세를 취하고 있으면 몸에 가해지는 부담도 가볍고 피로도 적어지지만, 균형이 깨진 나쁜 자세를 취하고 있으면 지탱하고 있는 근육에 큰 부담이 가해져 피로를 가져오는 결과가 된다.

바른 서기법

한 마디로 말하자면 몸의 중심선이 머리 꼭대기에서부터 몸의 중심을 통해 좌우의 다리 한가운데로 빠지고 있는 상태가 바른 서기법이다. 턱을 당기고 머리를 똑바로 위로 들어올린 다음, 머리에서부터 전신을 늘어뜨린다는 생각으로 몸의 힘을 빼고 서면 자연스럽고 바른 자세가 된다.

계속해서 같은 자세를 취하고 있으면 피로해지기 쉬우므로 때때로 한쪽 다리에 체중을 싣고 번갈아가면서 중심을 이동시키는 것이 좋을 것이다.

바른 앉기법

의자에 깊숙이 앉아 의자의 등에 등을 붙여 근육을 똑바로 수직이 되도록 뻗는다. 무엇인가를 읽거나 할 때는 앞으로 숙이지 말고 턱을 당기고 내려다 보도록 한다. 부드러운 소파에 앉는 것은 얼핏 보기에는 편한 것 같지만 균형이 금방 깨지기 때문에 오히려 피로해지기 쉽고 어깨 결림이나 요통의 원인이 된다.

바른 걷기법

가슴과 허리를 펴고 똑바로 앞을 보고 걷는다. 머리를 똑바로 위로 들어올리고, 머리에서부터 전신을 늘어뜨리듯이 설 것. 발끝이 항상 앞을 향하도록 하고 뒷발의 뒷꿈치를 잘 뻗어 충분히 차고 보폭을 크게 하여 자연스럽게 허리의 관절을 움직여 걷는다. 발의 움직임에 맞추어 손도 크게 자연스럽게 흔들자.

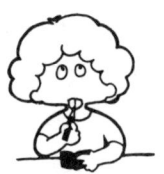

> 머리를 똑바로 위로 들어올리고 머리에서부터 전신을 늘어뜨리듯이 하여 서는 것이 기본.

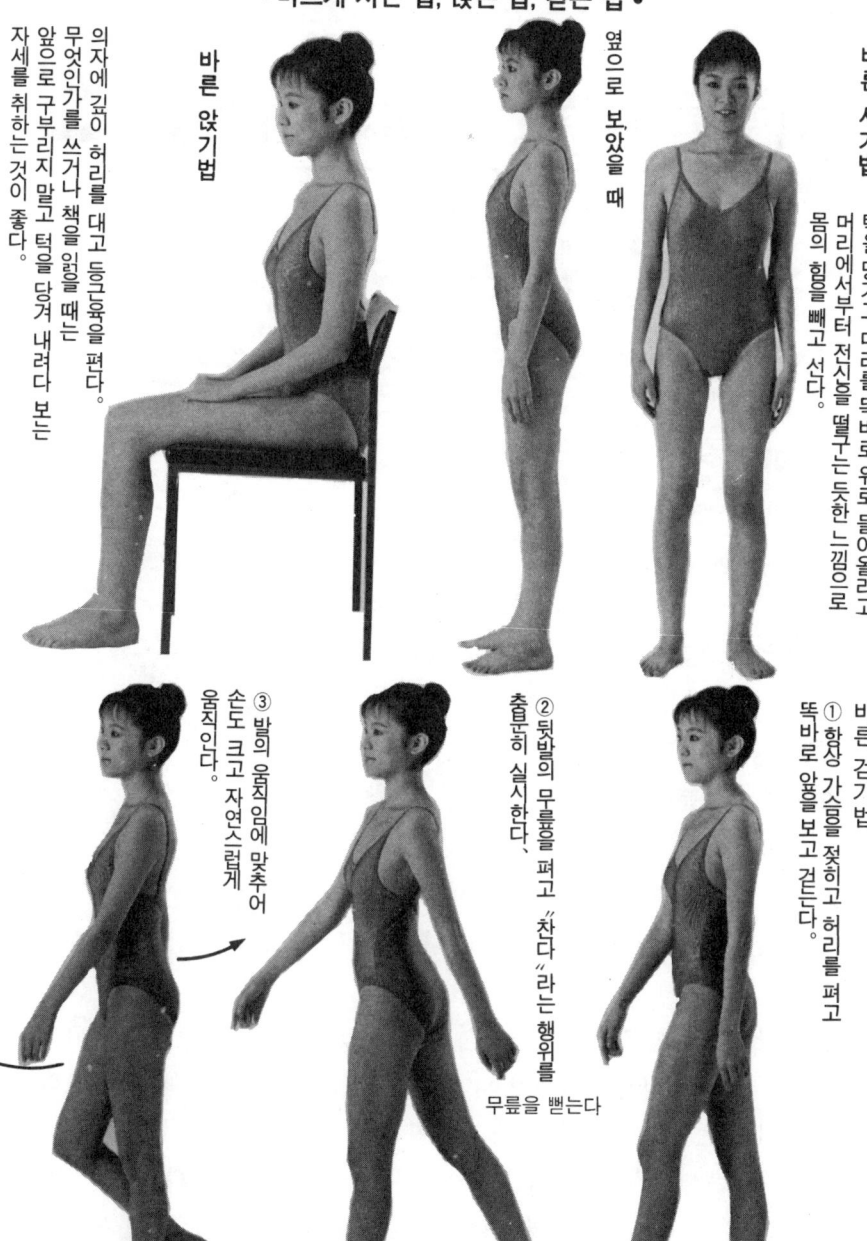

• 바르게 서는 법, 앉는 법, 걷는 법 •

바른 앉기법

의자에 깊이 허리를 대고 등근육을 편다. 무엇인가를 쓰거나 책을 읽을 때는 앞으로 구부리지 말고 턱을 당겨 내려다 보는 자세를 취하는 것이 좋다.

옆으로 보았을 때

바른 서기법

턱을 당기고 머리를 똑바로 위로 들어올리고 머리에서부터 전신을 떨구는 듯한 느낌으로 몸의 힘을 빼고 선다.

바른 걷기법

① 항상 가슴을 젖히고 허리를 펴고 똑바로 앞을 보고 걷는다.

② 뒷발의 무릎을 펴고 "찬다"라는 행위를 충분히 실시한다. 무릎을 뻗는다

③ 발의 움직임에 맞추어 손도 크고 자연스럽게 움직인다.

④ 피로, 나른함은 그날 중에 푼다

직장에서 할 수 있는 '혈액순환을 좋게 하는 체조'

같은 자세로 있는 것이 가장 나쁘다

오랜 시간 같은 자세를 취하고 있으면 어깨나 등 근육이 결리고 요통, 두통 등이 일어난다. 이것은 같은 근육이 계속 긴장하여 근육 피로를 일으키기 때문이다.

근육이라는 것은 펌프와 같은 것으로, 긴장했을 때 혈액을 눌러대고, 이완했을 때는 혈액을 빨아 들인다. 이렇게 하여 혈액이 출입하는 것에 의해 산소나 영양이 공급되고 노폐물이나 탄산 가스가 제거되는 것이다.

그런데 일정한 자세를 계속해서 취하고 있으면 어떤 근육은 수축되고 또다른 근육은 이완된 상태가 되기 때문에 혈액순환이 악화되고 피로의 원인이 되는 노폐물이나 탄산 가스가 쌓이게 되어 버린다. 그것이 더 나아가서는 '결림'이 되고 요통이나 두통을 유발시키게 된다.

이런 피로나 나른함을 제거하기 위해서는 무엇 보다도 우선 근육을 움직여야 할 것이다. 긴장해 있는 근육을 풀어주고 이완되어 있던 근육을 수축시켜 주면 혈액의 출입이 재촉되어 신선한 산소와 영양이 공급되고

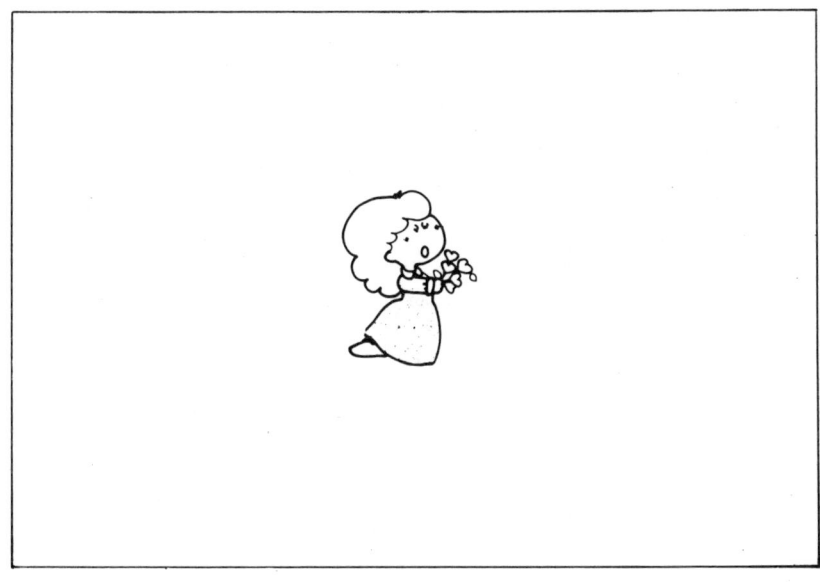

피로도 사라진다.

  오랫 동안 같은 자세로 일을 하고 난 뒤엔 간단한 체조를 하여 근육을 풀어주도록 하자.

  간단한 체조를 행하는 것만으로 피로의 정도가 매우 달라질 것이다.

직장이나 가정에서 할 수 있는 간단한 체조

  ① 우선 목을 앞뒤로 숙인다. 눈을 감고 천천히

  ② 다음에 목을 좌우로 기울인다.

  ③ 목을 오른쪽으로 돌리고 왼쪽으로 돌려 빙그르 회전시킨다. 눈을 감고 천천히 행한다.

  이 외에 양쪽 어깨를 전후로 돌리기도 하고, 어깨 오르고 내리기 등을 실시하는 것도 좋을 것이다. 어깨나 목의 근육을 움직이며 어깨 결림을 예방할 수 있을 뿐만 아니라 머리로의 혈행을 좋게 하고 두통도 예방할 수 있다.

  ④ 목 뒤로 손을 낀다.

⑤ 그 손을 위로 뻗어 가슴을 젖힌다. 팔이나 어깨 근육의 긴장을 풀고 피로를 회복시키는 체조이다.

⑥ 의자에 앉아 전신의 힘을 빼고 앞으로 굽히기.

⑦ 의자에 앉아 어깨의 힘을 빼면서 상체를 좌우로 비튼다. 허리나 등의 근육을 움직여 피로를 푼다.

⑧ 의자에 앉아 발을 바닥에 편 채로 우선 발끝을 든 다음에 뒤꿈치를 들고 발목을 오므렸다 펴기를 행한다. 이 운동은 장딴지나 넓적다리의 근육을 움직이고 발 전체의 피로 회복이 된다. 또 발은 심장에서 가장 먼 곳으로 혈액이 정체하기 쉬운 곳이므로 발의 혈행을 촉진시키는 것에 의해 전신의 혈액 환경이 좋아진다.

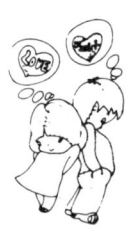

잠시 틈을 내어 몸을 움직이느냐 그렇게 하지 않느냐로 피로도에 큰 차이가 난다.

• 근육의 '결림'을 푼다 •

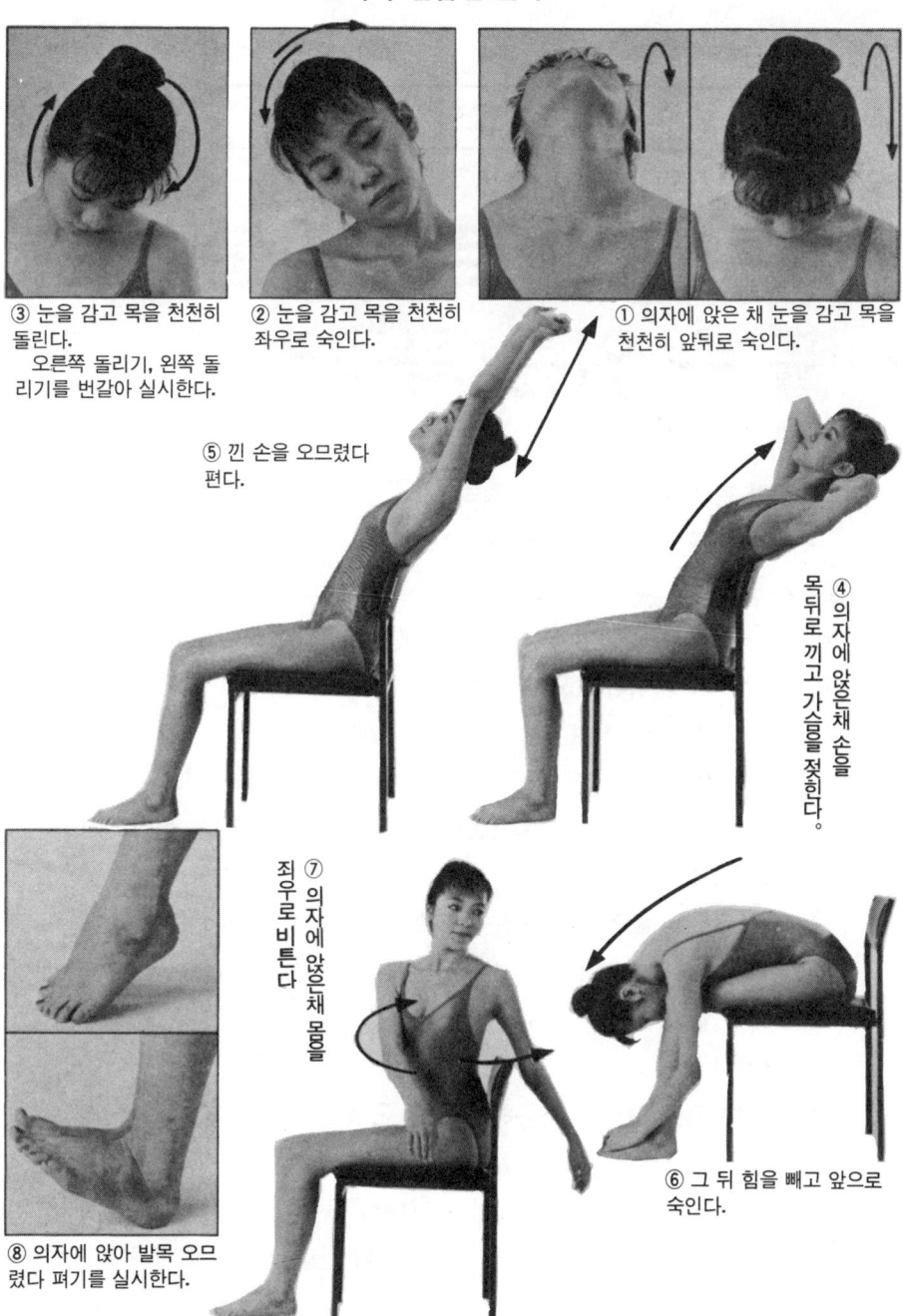

③ 눈을 감고 목을 천천히 돌린다.
오른쪽 돌리기, 왼쪽 돌리기를 번갈아 실시한다.

② 눈을 감고 목을 천천히 좌우로 숙인다.

① 의자에 앉은 채 눈을 감고 목을 천천히 앞뒤로 숙인다.

⑤ 낀 손을 오므렸다 편다.

④ 의자에 앉은채 손을 목뒤로 끼고 가슴을 젖힌다.

⑦ 의자에 앉은채 몸을 좌우로 비튼다

⑥ 그 뒤 힘을 빼고 앞으로 숙인다.

⑧ 의자에 앉아 발목 오므렸다 펴기를 실시한다.

⑤ 피로, 나른함은 그날 중에 푼다

하루의 피로를 기분좋게 풀 수 있는 목욕법

따뜻한 탕에 들어가는 것이 원칙

목욕은 몸을 청결하게 할 뿐 아니라 피로를 회복시키는 데도 매우 효과가 있으므로 쌓여 있는 노폐물이나 탄산 가스가 제거된다. 또 따뜻한 탕에 들어가면 자율신경 중 부교감 신경의 작용이 우수해진다. 부교감 신경은 흥분을 가라앉히고 전신을 편하게 하여 피로 회복에 도움이 된다. 잠도 푹 잘 수 있게 된다.

그러나 42도 이상의 뜨거운 물에 들어가면 몸을 활동적으로 만드는 교감 신경의 작용이 높아지기 때문에 오히려 피로가 생기고 잠이 깨버린다. 또 더운 계절에는 목욕을 한 뒤에도 땀이 나 몸이 지친다.

몸을 위해서는 체온에 가까운 온도에서 목욕하는 것이 가장 좋은 것이다. 그러나 그래서는 목욕할 기분이 나지 않으므로 여름이라면 38도, 겨울이라면 40도 정도의 물이 피로를 회복시키는데 가장 좋다고 할 수 있을 것이다.

물의 저항으로 평소에 사용하지 않던 근육도 움직인다

목욕 중에 목욕통 안에서 몸을 움직이면 물의 저항이 작용하여 그 부분의 근육을 강화할 수 있다. 평소 그다지 사용하지 않는 근육을 크게 움직이도록 하자. 몸을 움직이면 혈행이 보다 한층 촉진되고 피로나 나른함도 자연스럽게 없어진다.

① 손목, 발목, 팔, 어깨 운동

두손으로 몸을 날으듯이 뒤에서 앞으로 물을 젓는다. 리드미컬하게 몇번 실시한다.

② 복근 운동

두손을 뒤에 대고 발을 올렸다 내렸다 한다. 한쪽 발씩 무릎을 구부렸다 폈다 하기도 하고 무릎을 펴 양쪽 다리를 함께 상하시킨다.

③ 발목, 무릎, 복근 운동

두손을 뒤에 대고 무릎과 발목으로 물을 젓듯이 올렸다 내렸다 한다.

④ 배근 운동

욕조 가장자리에 두손을 짚고 양무릎을 구부린 다음, 상체를 젖힌다. 배를 쭉 내밀고 허리를 젖히도록 한다.

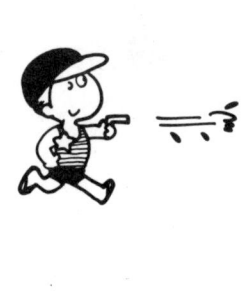

⑤ 손목, 어깨 운동

한쪽 발을 앞쪽으로 뻗고 앉아 두손을 앞으로 올리고 손목을 파도처럼 움직인다. 좌우의 발을 번갈아 앞으로 낸다.

⑥ 손목, 팔꿈치, 팔, 어깨, 허리 운동

무릎을 세우고 앉아 두손으로 앞에서 뒤로 물을 젓는다. 좌우 번갈아 실시한다.

어깨가 결릴 때는 목을 앞뒤로 숙이고 좌우로 숙인다, 목을 오른쪽으로 돌리고 왼쪽으로 돌려 회전시킨다, 어깨를 올렸다 내렸다 한다, 팔꿈치를 구부려 어깨를 전후로 회전시킨다, 두손을 뒤로 뻗는 등의 체조를 해도 좋을 것이다.

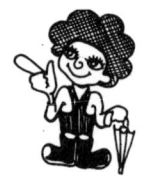

물의 저항을 이용하여 몸을 움직이면 몸과 마음이 상쾌해지고 피로도 남지 않는다.

• 열탕에 앉은채 할 수 있는 스트레칭 •

② 근육 운동
두손을 뒤에 대고 발을 들었다 내렸다 한다.

① 손목, 팔꿈치, 팔, 어깨 운동
몸의 저항을 이용하여 양쪽 팔꿈치를 자연스럽게 움직이고 몸을 움직이듯이 뒤에서 앞으로 손으로 물을 젓는다.

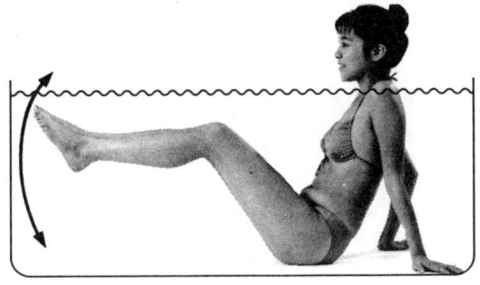

④ 배근 운동
욕조 가장자리에 양손을 대고 양쪽 무릎을 바닥에 대고 상체를 젖힌다.

③ 발목, 무릎, 복근 운동
두손을 뒤에 짚고 물을 차듯이 두발을 들었다 내렸다 한다.

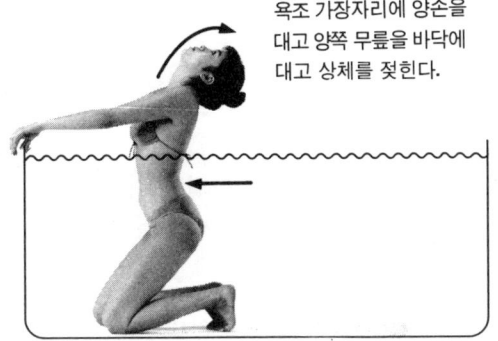
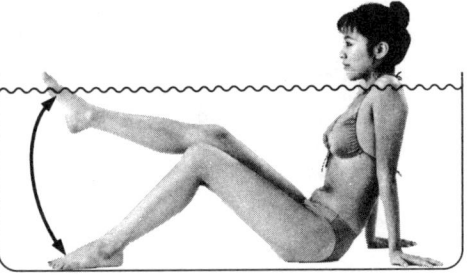

⑥ 손목, 팔꿈치, 팔·어깨 허리 운동
두발을 구부려 앞쪽으로 젖히고 두손으로 물을 뒤로 젓는다. 좌우 교대로 천천히 크게.

⑤ 손목, 어깨 운동
한발을 펴고 앉아 두손을 앞으로 내고 손목을 상하 파도처럼 움직인다. 좌우의 발을 번갈아.

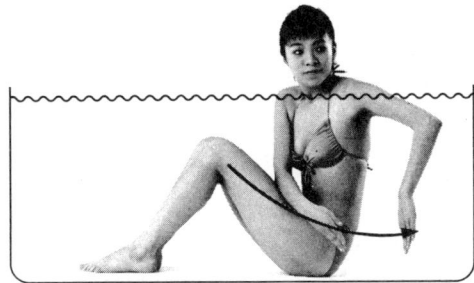
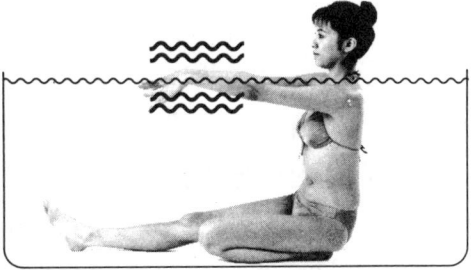

⑥ 피로, 나른함은 그날 중에 푼다

잠을 잘 자지 못하는 사람도 푹 잘 수 있는 '안면 체조'

오래 자는 것보다 깊이 잔다

푹 자는 것은 피로를 회복시키는 최고의 방법이다. 충분히 수면을 취한 다음 날 아침은 잠에서 깨었을 때 상쾌하고 몸 전체에 활력이 넘치는 것을 느낀다.

그러나 수면 시간이 길면 그만큼 피로가 많이 회복되느냐 하면 결코 그렇지는 않다. 비록 수면 시간이 길더라도 숙면(熟眠) 하지 못하면 다음 날 아침 피로가 남고 몸이 말을 듣지 않는다. 또 지나치게 자면 오히려 몸이 나른하고 피로감이 남는다. 반대로 수면시간이 짧아도 숙면하고 있으면 의외로 피로는 남지 않고 상쾌함을 느낄 수 있다.

즉, 피로를 효율적으로 풀기 위해서는 오래 자는 것 보다는 깊이 잔다는 것을 명심해야 하는 것이다. 그것을 위해서는 무엇 보다도 잠이 잘 오도록 해야 한다.

취침 전에 행하는 안면 체조(安眠體操)

자기 전에 따뜻한 목욕을 하면 심신의 흥분이 가라앉는다.

조용한 음악을 듣는다, 가볍게 한 잔 한다, 베개를 차게해둔다. 침상에서 수를 센다는 등의 방법도 있기는 하지만 다음과 같은 안면 체조를 실험해 보자.

① 복부에 손을 얹고 크게 숨을 들이 마신 다음 천천히 숨을 내쉰다. 복식호흡을 3회 실시한다.

② 양손 주먹을 등 윗쪽에 대고 천천히 허리까지 내려간다. 이것을 3~4회 반복한다.

③ 양발목의 관절을 편다. 좌우 함께 4~5회 실시한다.

④ 몸쪽에 둔 양손을 조용히 내려 머리 위로 펴고 전신의 힘을 뺀다. 4~5회 실시한다.

⑤ 넓적다리를 올리는 운동(무릎은 구부린다)을 천천히 실시한다. 좌우 번갈아 4~5회 실시한다.

⑥ 발가락을 잡아 가볍게 흔든 다음 강하게 당긴다. 엄지발가락부터 순서대로 좌우 모든 발가락에 실시한다.

⑦ 양손의 손가락을 배로 가볍게 압박한다.

이상과 같은 것을 실험해도 잠이 오지 않을 때는 다른 원인이 없는지를 조사해 본다. 소음이 있다, 밝다, 덥다, 춥다, 베개가 높다, 낮다, 뜨거운 목욕을 했다, 밤의 조깅 등 자기 직전의 운동, 배가 부르다, 커피, 홍차, 녹차 등을 마셨다, 감정이 흥분되어 있다, 걱정거리가 있는 등 수면을 방해할 원인이 있으면 그 원인을 제거해야 한다.

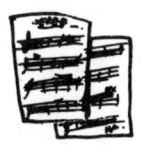

따뜻한 물로 목욕을 하고 취침 전에 침대 위에서 천천히 가벼운 체조를 한다

• 취침 전에 침상에서 할 수 있는 숙면 체조 •

① 배에 손을 두고 숨을 천천히 마시고 천천히 내쉰다. 3회 반복

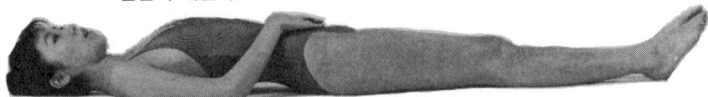

② 양손 주먹을 등 아래에 대고,

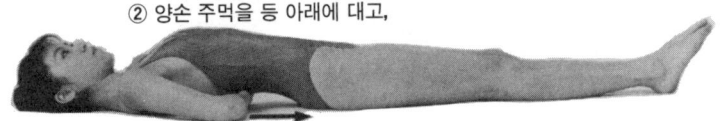

③ 그 손을 점차로 허리까지 내린다. 무리하지 말고 이를 3~4회 반복.

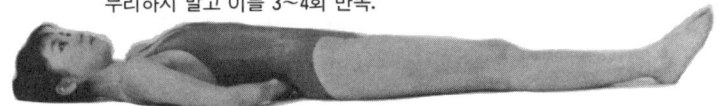

④ 양 발목 관절을 편다. 좌우 동시에 4~5회

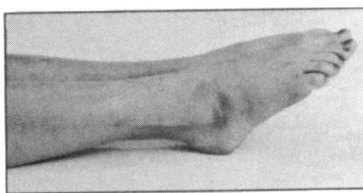

⑤ 양 손을 펴 몸쪽에 놓고 그대로 조용히 머리 위로 올리고 전신의 힘을 뺀다. 4~5회

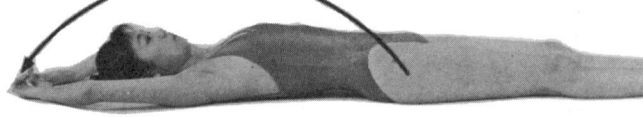

⑥ 넓적다리를 천천히 올린다. 좌우 교대로 4~5회

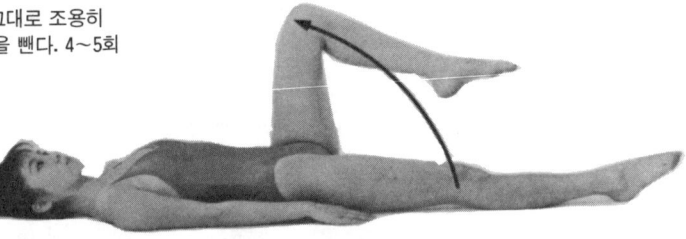

⑦ 발가락을 잡아 가볍게 흔든 다음 강하게 당긴다. 엄지발가락부터 순서대로 좌우 발가락에 실시한다.

⑧ 양손의 손가락 배로 눈을 가볍게 지압한다.

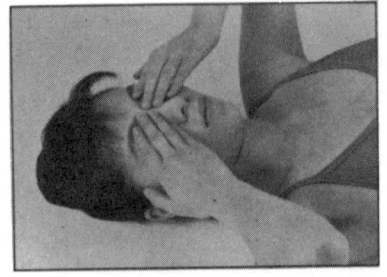
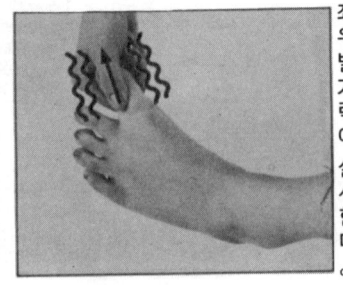

1 증상별 · 피로, 나른함의 치료법

어깨 결림

어깨 결림은 피로의 바로메터

어깨 결림은 여러 가지 원인으로 일어나지만 그 중에서도 가장 많은 점이 피로에 의한 것이다. 신체적인 피로는 물론, 정신적인 피로에 의해서도 발생한다.

어깨 결림은 머리나 팔을 지탱하는 목근육이나 어깨, 등의 근육이 긴장하고 혈액 순환이 나빠져 있기 때문에 일어난다. 그러므로 어깨 결림 대책의 기본은 긴장해 있는 근육을 풀고 혈행을 좋게 하는 것이다. 목욕, 운동, 지압, 마사지, 뜸 또한 그외의 자극 요법에는 각각의 효과가 있으므로 여러 가지를 시험해 보면 좋을 것이다.

어깨 결림을 개선하면 혈액의 흐름이 좋아지므로 뇌는 물론 전신의 혈액순환이 자연스러워진다. 산소나 영양이 조직에 충분히 공급되고, 피로의 원인이 되고 있는 노폐물이 제거되므로 피로도 해소된다. 근육의 긴장을 풀면 정신적인 긴장도 풀려 정신적인 피로 회복도 된다.

단, 어깨 결림에는 눈의 병, 안경이 맞지 않는다, 이나 콧병, 등뼈의 병이나 이상, 고혈압, 동맥경화, 그리고 때로는 암 등이 그 그늘에 숨어 있는 경우도 있으므로 심한 어깨 결림이 있을 때는 한번 전문적인 검사를 받도록 한다.

어깨 결림을 고치는 급소 요법

천주(天柱)

뒷목에 있는 2개의 굵은 근육이 머리 뼈에 연결되는 부분의 바로 바깥쪽으로, 오목한곳.

예풍(翳風)

귓볼 바로 뒤의 오목한 곳으로, 누르면 통증이 있다.

견정(肩井)

목 뿌리근과 어깨 끝의 정중간. 어깨 결림을 치료하는 명혈(名穴)이라고 일컬어진다.

견중유(肩中兪)

목을 앞으로 숙일 때 튀어 나오는 뼈 높이로, 등 중앙에서부터 손가락 3개 폭 만큼의 바깥쪽.

견외유(肩外兪)

견갑골의 안쪽 상단 가장자리.

이들 급소는 지압이나 주먹으로 두드리거나 해도 좋은데, 여기에서는 나무 망치로 두드리는 방법을 소개하기로 하겠다.

손의 힘으로 두드린다기 보다 나무 망치의 무게를 이용하여 자극을 준다는 느낌으로 두드리면 기분이 좋고 효과도 오른다. 천주, 예풍, 견외유 등은 가까운 뼈를 두드리지 않도록 주의한다.

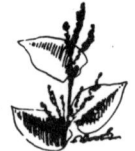

어깨 뼈를 고치는 체조

① 얼굴 앞에 양손 주먹을 마주 하고 두 팔꿈치를 붙인 다음, 팔을 앞으로 내민다.

② 그 손을 힘껏 좌우로 벌리고 다시 제자리로 되돌린다. 견갑골을 등 중앙으로 당겨 붙인다는 느낌으로 재빨리 20회 실시한다.

근육의 긴장이 풀려 혈액순환이 좋아지고 어깨 결림이 해소된다.

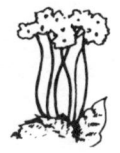

목에서부터 어깨, 등에 걸쳐 급소를 나무 망치로 두드리고 견갑골을 붙이는 체조를.

• 어깨 결림 푸는 법 •

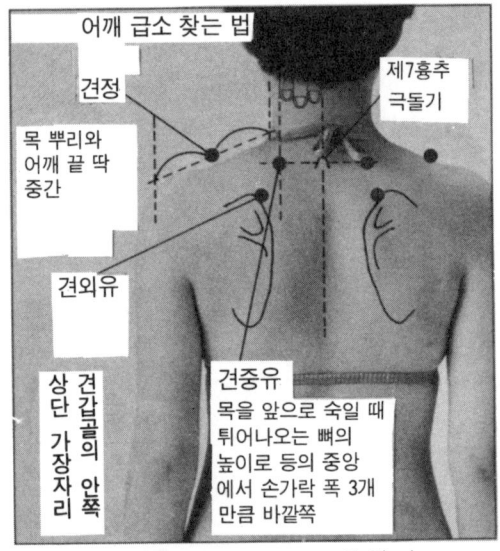

어깨 급소 찾는 법
- 견정
- 제7흉추 극돌기
- 목 뿌리와 어깨 끝 딱 중간
- 견외유: 상단 견갑골의 안쪽 가장자리
- 견중유: 목을 앞으로 숙일 때 튀어나오는 뼈의 높이로 등의 중앙에서 손가락 폭 3개 만큼 바깥쪽

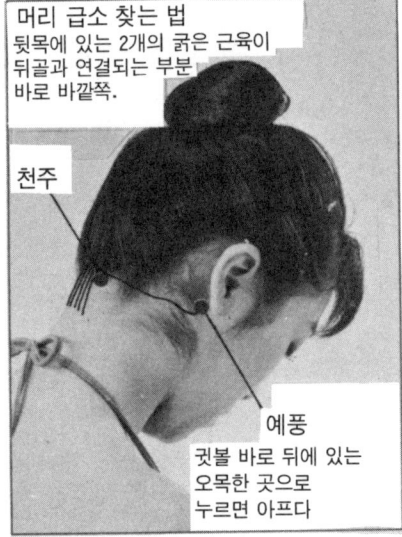

머리 급소 찾는 법
뒷목에 있는 2개의 굵은 근육이 뒤골과 연결되는 부분 바로 바깥쪽.
- 천주
- 예풍: 귓볼 바로 뒤에 있는 오목한 곳으로 누르면 아프다

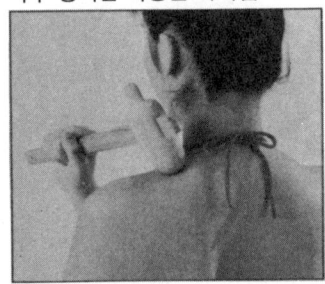

나무 망치를 사용한 자극법 ①

나무 망치의 무게를 이용하여 견정, 견중유, 견외유의 각 급소를 가볍게 두드리도록 한다.

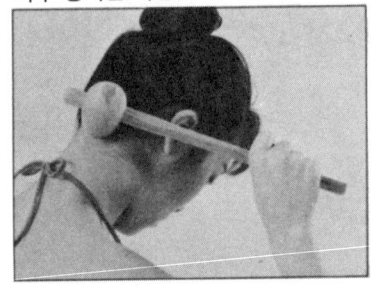

나무 망치를 사용한 자극법 ②

나무 망치를 이용하여 기분 좋을 정도로 천주와 예풍을 가볍게 두드린다. 뼈를 치지 않도록 주의한다.

어깨 결림을 치료하는 체조

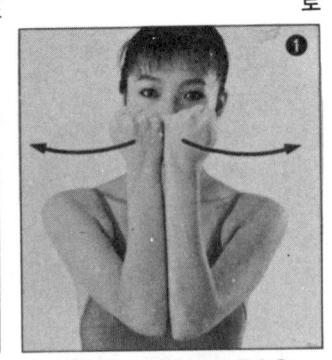

❶ 주먹을 만들어 얼굴 앞에 두손을 마주 대고 양팔꿈치를 붙인다.

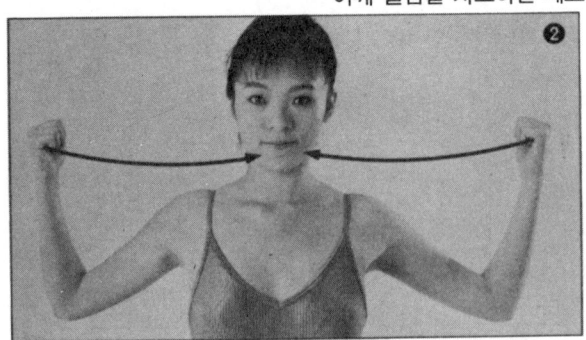

❷ 두손을 마음껏 좌우로 벌렸다 원래로 되돌린다. 견갑골을 등 중앙에 당겨 붙이는 느낌으로 재빨리 20회 반복한다.

② 증상별 · 피로, 나른함의 치료법

허리가 아프다

요통은 인간에게만 일어나는 문명병

두 다리로 서는 것을 배운 이후, 인간은 두 손을 자유로이 사용할 수 있게 되어 눈부신 진보를 이룰 수 있었다. 그러나 그에 대한 큰 보상으로 짊어지게 된 것이 요통, 두통, 어깨 결림, 치질 등의 병이다.

허리 부분은 1개의 등뼈로 골반과 연결되어 있고, 서거나 앉는 자세에서는 전체 무게의 약 2/3를 등뼈와 그를 지지하는 근육으로 지탱하고 있다. 그 때문에 허리 부분의 등뼈에는 상당한 무리가 가해지고, 그것을 지탱하는 근육은 항상 긴장하고 있어 피로가 쌓이기 쉬운 상태에 있는 것이다.

요통은 이런 허리 근육의 피로나 등뼈에 생기는 이상(異常) 등에 의해 일어난다. 근년에는 생활이 편리해진 덕택으로 몸을 사용하지 않게 되어 전신의 근력이 저하되어 있기 때문에 더욱 요통이 증가되는 경향에 있다.

허리는 본래 피로가 쌓이기 쉬운 부분이므로 통증을 느꼈을 때는 재빨리 대책을 강구해야 한다. 또 내장의 병이 원인이 되어 허리의 통증을 호소하는 경우도 있으므로 통증이 장기화 되고 있으면 한 번은 전문적인 조사를 받아 두는 편이 좋을 것이다.

지압으로 고친다

신유(腎兪)

허리선 높이로, 등 중앙에서부터 손가락 2개 폭 만큼의 바깥쪽.

지실(志室)

신유에서부터 손가락 폭 2개 만큼의 바깥쪽.

대장유(大腸兪)

신유에서 손가락 폭 4개 만큼의 아래.

요안(腰眼)

엉덩이 거의 중앙으로, 서면 오목해지는 곳.

모든 지압은 다른 사람에게 지압 받는다. 지압을 받는 사람은 엎드리고, 지압하는 사람은 그 옆에 앉는다.

양손의 엄지를 급소에 대고 엄지에 체중을 실으면서 압력을 가한다.

공과 맥주병을 사용한 지압

야구공이나 맥주병을 이용하면 등의 급소도 자신 혼자서 기분 좋게 자주 지압할 수 있다. 야구공을 1개 준비하고 누워 공을 급소의 위치에 댄다. 그 반대쪽 발의 무릎을 세우고 안쪽으로 숙여 가면 급소가 기분 좋게 자극된다. 무릎을 숙이는 방법으로 자극의 강도를 조절한다.

다음에 맥주병을 1개 준비하여 타올을 감는다. 이것을 누워 허리 아래에 끼고 급소의 위치에 댄다. 한쪽 무릎을 세우고 무릎을 안쪽으로 숙여 가면, 숙인쪽 급소가 자극된다. 발을 바꾸어 반대쪽 급소도 마찬가지로 자극한다.

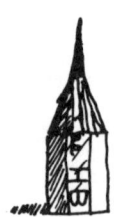

야구공이나 맥주병을 이용하여 허리의 급소를 자신이 직접 지압한다.

• 허리 결림, 피로 없애는 법 •

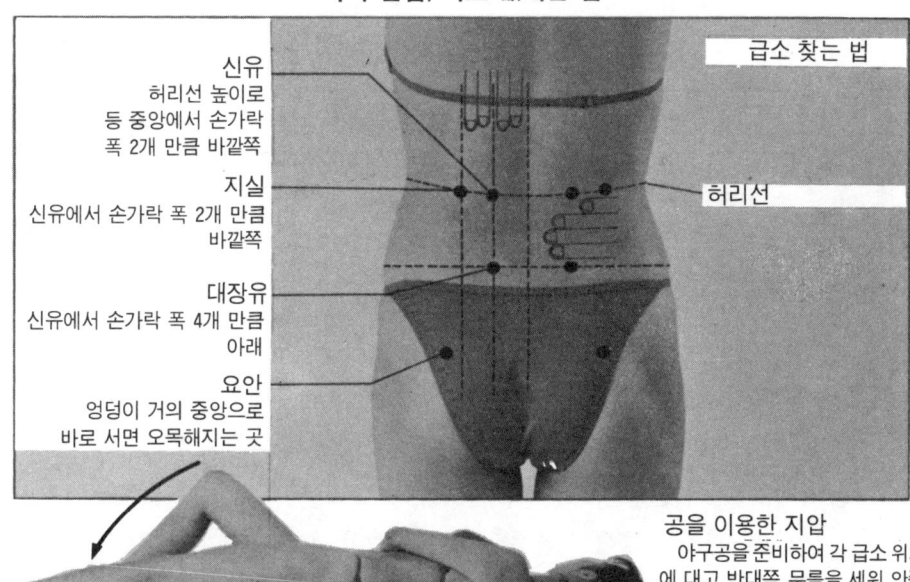

급소 찾는 법

- **신유**: 허리선 높이로 등 중앙에서 손가락 폭 2개 만큼 바깥쪽
- **지실**: 신유에서 손가락 폭 2개 만큼 바깥쪽
- **대장유**: 신유에서 손가락 폭 4개 만큼 아래
- **요안**: 엉덩이 거의 중앙으로 바로 서면 오목해지는 곳

허리선

공을 이용한 지압
야구공을 준비하여 각 급소 위치에 대고 반대쪽 무릎을 세워 안쪽으로 숙여 간다. 이렇게 하면 기분 좋은 급소 자극이 된다.

맥주병을 이용한 지압
① 맥주병에 타올을 감고 급소 위치에 댄다.

② 한쪽 무릎을 세우고 반대쪽 발 쪽으로 숙이면 급소가 자극된다. 좌우 급소를 교대로 반복.

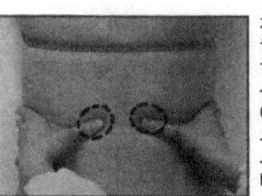

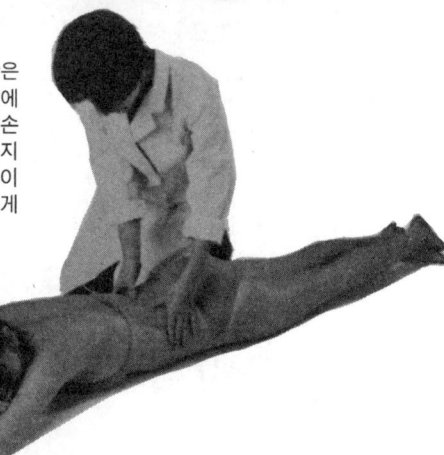

지압 방법 (신유): 주무르지 말고 엄지에 체중을 실지 누른다.

지압 방법 (대장유): 엄지 손가락에 체중을 실어 누른다.

지압의 기본
지압하는 사람은 지압 받는 사람 옆에 앉아 급소에 양손 엄지를 대고 그 엄지에 체중을 실듯이 하여 자연스럽게 압력을 가한다.

③ 증상별 · 피로, 나른함의 치료법

눈이 피로하다

눈을 혹사시키고 있는 현대인

사무자동화가 요즘 급속히 진행되어 컴퓨터나 워드프로세스 등을 사용할 기회가 많아짐에 따라 눈의 피로를 호소하는 경우가 많이 늘었다. 어린이들도 퍼스컴 놀이에 열중한 나머지 눈의 피로로 근시나 난시 정도를 악화시킨다.

워드프로세스나 퍼스컴은 1시간에 1번 휴식을 취한다, TV는 장시간 보지 않는다, 버스나 전철 안에서 신문이나 책을 읽지 않는다, 먼 곳을 본다, 특히 녹색 경치를 본다, 적당한 운동을 한다, 안구 운동을 한다는 등 평소부터 눈의 건강에 신경을 쓰는 것과 함께 급소 요법 등을 적극적으로 실시하여 눈의 피로를 빨리 제거하도록 노력하자.

안경이 맞지 않을 때도 눈이 피로해진다.

노안이나 근시, 난시를 모르고 있거나 안경의 돗수가 맞지 않을 때도 눈의 피로를 호소하게 된다. 한쪽 눈의 시력이 저하되면 시야가 좁아지게 되는데 그것을 모르고 있는 경우도 있다. 이런 일이 없도록 한 번은 안과 의사의 진찰을 받아 둔다.

또 정신적인 피로도 눈을 피로하게 만든다. 정신적인 스트레스는 잘 해결하는 것이 중요하다.

지압으로 고친다

백회와 전항의 주먹 지압

백회(百會)는 양쪽 귀의 선단을 똑바로 위로 거슬러 올라간 선과 얼굴 중앙에서 똑바로 위로 올린 선(정중선)이 교차된 곳으로 **전항(前頂)** 의 백회에서 손가락 폭 2개 만큼 전방에 있다. 모두 한손으로 주먹을 만들어 그 손가락 제1 관절을 급소에 대고 누른다.

태양과 각손의 주먹 지압

태양(太陽)은 눈썹 말단에서부터 손가락 폭 1개 만큼의 바깥쪽으로, 관자놀이의 뼈 오목한 곳, **각손(角孫)**은 귀 상단 바로 위에 있다. 어느 급소나 양손으로 주먹을 만들어 그 인지의 제2 관절로 좌우에서 끼듯이 하여 지압한다.

목두(目頭)의 지압

목두(目頭)의 뼈 가장자리를 양손 엄지 선단으로 끼듯이 하여 윗쪽으로 누른다.

곤약으로 따뜻하게 한다

눈을 따뜻하게 하면 피로가 기분 좋게 회복된다. 증기 타올도 상관없지만 곤약을 이용하여 따뜻하게 하는 것이 장시간 지속되고 보다 효과적이다. 곤약을 3cm 정도로 잘라 더운 물에 잘 덥혀 랩에 말고 눈 위에 거즈나 손수건을 깐 뒤 얹어 눈을 따뜻하게 한다.

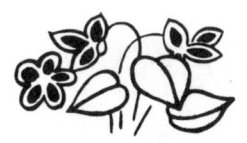

> 더운 물로 따뜻하게 만든 곤약을 거즈를 깐 뒤 얹어 눈을 따뜻하게 한다.

• 눈의 피로 없애는 법 •

급소 찾는 법

전항
백회에서 손가락 폭 2개 만큼 앞

백회
양귀 선단을 똑바로 위로 거슬러 올라간 선과 얼굴 중앙에서 똑바로 머리 위로 당겨 올린 선(정중선)이 만나는 곳

태양
눈썹 말단에서 손가락 폭 1개 만큼의 바깥쪽. 관자놀이 뼈 오목한 곳.

각손
귀 상단 바로 위.

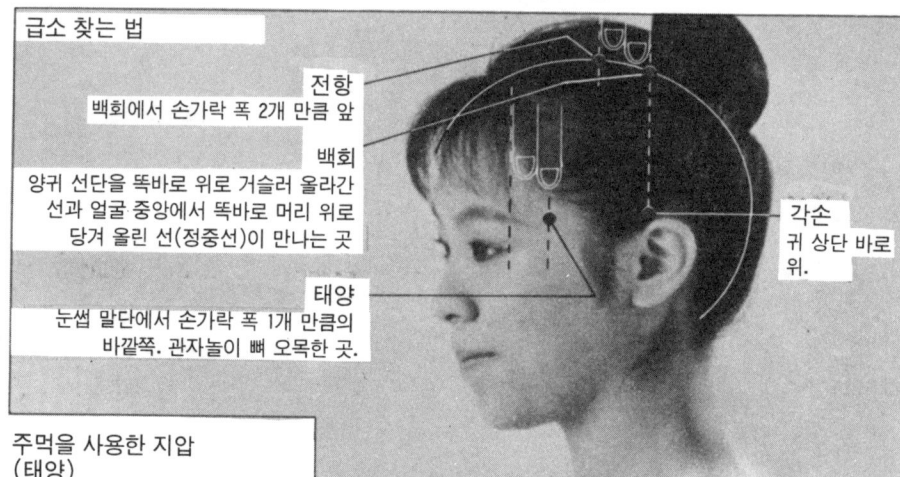

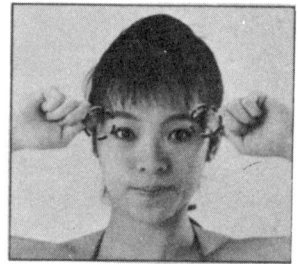

주먹을 사용한 지압 (태양)
두손으로 주먹을 만들어 인지의 제2관절로 눌러 주무른다.

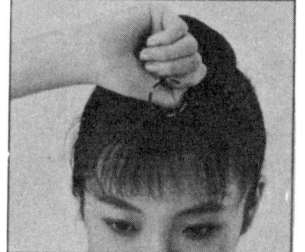

주먹을 사용한 지압 (전항)
주먹의 엄지 제1관절로 압박을 가한다.

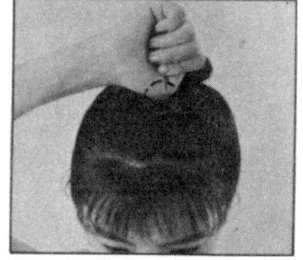

주먹을 사용한 지압 (백회)
가볍게 주먹을 만들어 엄지의 제1관절로 누른다.

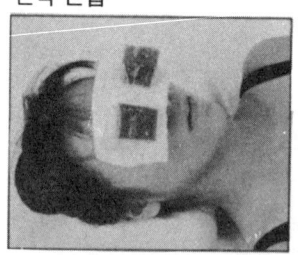

곤약 온법
곤약을 3cm 정도로 잘라 더운물로 데운다. 잘 더워지면 물기를 제거하여 랩에 싸아 접은 거즈 위에 얹고 눈을 따뜻하게 한다.

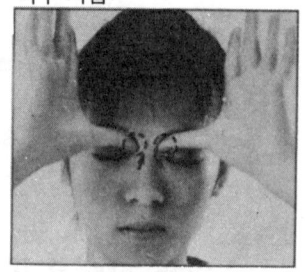

목두 지압
두손의 엄지 선단으로 목두 뼈 가장자리를 중심을 향해 누른다.

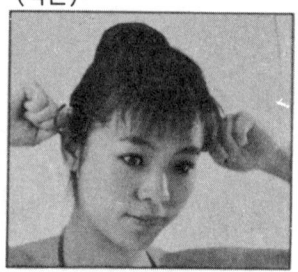

주먹을 사용한 지압 (각손)
양손으로 주먹을 만들어 인지의 제2관절로 눌러 주무른다.

④ 증상별 · 피로, 나른함의 치료법

손발이 나른하다

근육 피로로 오는 경우가 많다

나른하다는 증상은 피로의 원인이 되는 노폐물이나 탄산 가스가 제거되지 않기 때문에 일어난다.

손발의 나른함은 목욕을 하고 몸을 따뜻하게 하여 혈액순환을 좋게 해주면 피로 물질이 해소된다. 이 외에 체조나 급소 요법 등도 효과가 있다.

그렇다고는 해도 그 중에는 좌골신경통 초기 단계인 손발의 나른함이나 저림을 호소하는 경우가 있다. 고령자인 경우, 손발의 동맥경화가 진행되어 혈액순환이 불충분한 탓으로 일어나는 경우도 있다. 신장병이나 심장병 등으로 손발이 둔해진 때에도 손발이 나른하게 느껴진다.

손의 나른함을 제거하는 급소 요법

손의 삼리(三里)나 합곡(合谷)에 지압이나 뜸을 한다.

손의 삼리는 팔꿈치를 구부렸을 때 엄지쪽에 생기는 주름의 선단(곡지(曲池)라는 급소)에서부터 손가락 폭 3개 만큼의 손목쪽에 있다. 합곡은 인지와 엄지 사이로 인지쪽 뼈의 옆이다. 모든 급소는 반대쪽 손 엄지 끝으로 주무르듯이 지압한다.

또 담배뜸도 효과가 있다. 불을 붙인 담배를 급소에 1㎝ 정도 가까이까지 대고 뜨거워지면 뗀다. 이것을 5~6회 반복한다.

발의 나른함을 제거하는 급소 요법

발의 삼리나 양릉천(陽陵泉)을 두드리거나 거기에 뜸을 놓는다. 발의 심리는 무릎 머리에서부터(슬개골) 손가락 폭 4개 만큼의 아래로, 경골 바깥쪽 가장자리, **양릉천**은 슬개골 바깥쪽 아래에 있는 배골두(腓骨頭) 바로 아래에 있다.

모든 급소는 나무 망치로 두드리면 기분 좋은 효과를 얻을 수 있다.

주먹을 쥐어 새끼 손가락쪽 측면을 두드려도 좋다. 손의 급소와 마찬가지로 담배뜸도 효과가 있다.

손과 발의 생강탕욕

엄지 마디 정도 크기의 생강을 자른다. 세면기에 이것을 넣고 더운물을 반 정도까지 붓는다. 그 안에 손을 담그고 15~20분 동안 따뜻하게 한다. 더운물이 식지 않도록 물을 간다.

발을 따뜻하게 할 때는 손을 따뜻하게 할 때 보다 다소 큰 생강을 잘라 양동이에 넣고 깊이 10㎝(발목에 찰 정도)의 더운 물을 붓는다. 그 안에 발을 담그고 15~20분 동안 따뜻하게 한다. 때때로 물을 가는 것을 잊지 말도록 한다.

생강탕은 자극 성분 작용으로 혈액순환이 좋아지고 손이나 발의 나른함을 개선한다.

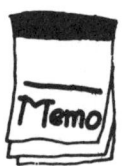

생강을 잘라 넣은 다음, 세면기나 양동이에 더운물을 붓고 손과 발을 따뜻하게 한다.

• 팔의 나른함, 발의 나른함 제거하는 방법 •

발의 급소 찾는 법

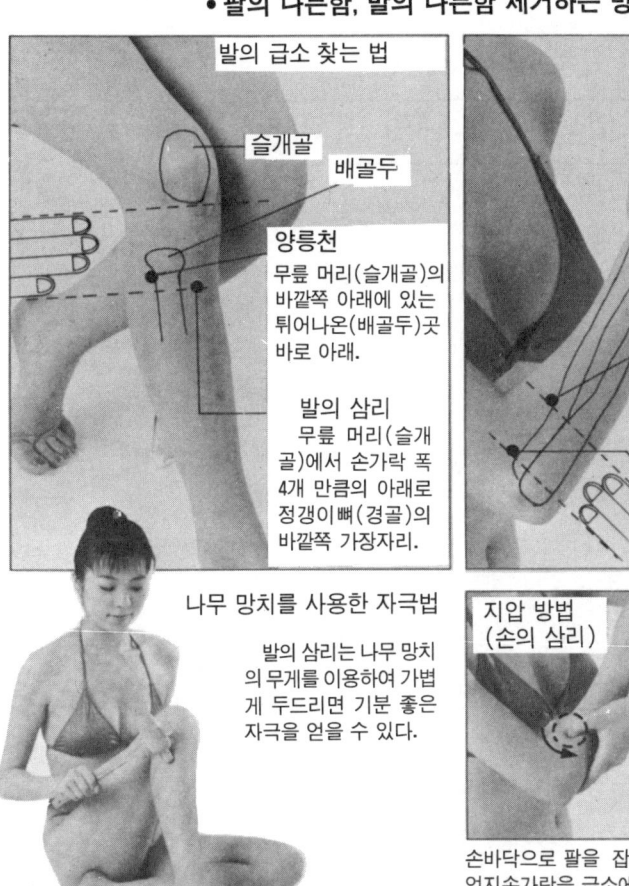

- **슬개골**
- **배골두**
- **양릉천** 무릎 머리(슬개골)의 바깥쪽 아래에 있는 튀어나온(배골두)곳 바로 아래.
- **발의 삼리** 무릎 머리(슬개골)에서 손가락 폭 4개 만큼의 아래로 정갱이뼈(경골)의 바깥쪽 가장자리.

손의 급소 찾는 법

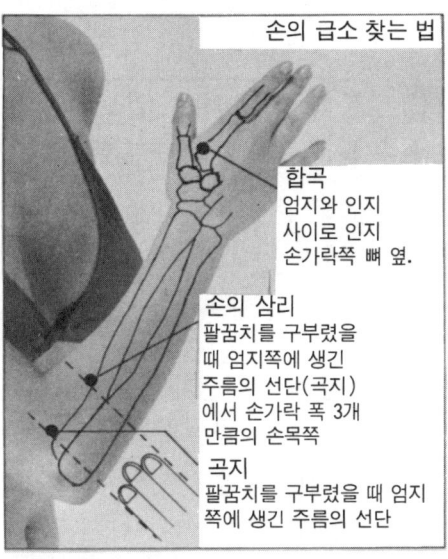

- **합곡** 엄지와 인지 사이로 인지 손가락쪽 뼈 옆.
- **손의 삼리** 팔꿈치를 구부렸을 때 엄지쪽에 생긴 주름의 선단(곡지)에서 손가락 폭 3개 만큼의 손목쪽
- **곡지** 팔꿈치를 구부렸을 때 엄지쪽에 생긴 주름의 선단

나무 망치를 사용한 자극법

발의 삼리는 나무 망치의 무게를 이용하여 가볍게 두드리면 기분 좋은 자극을 얻을 수 있다.

지압 방법 (손의 삼리)

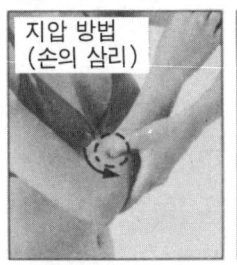

손바닥으로 팔을 잡고 엄지손가락을 급소에 대어 원을 그리듯이 주무른다.

지압 방법 (합곡)

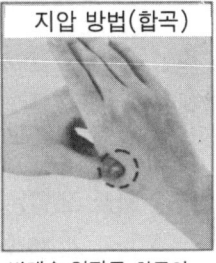

반대손 엄지로 합곡의 급소를 인지를 향해 누른다.

담배뜸 놓는 법

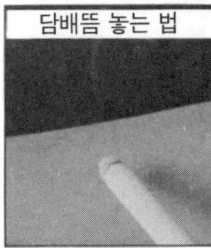

담배에 불을 붙이고 손의 각 급소에 1cm 정도까지 가까이 가 뜨거워지면 뗀다. 5~6회 이것을 반복한다.

발의 온욕

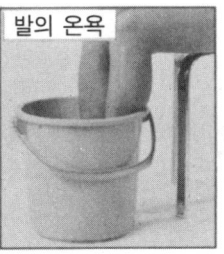

생강탕을 만들어 양동이에 깊이 10cm 정도로 넣고 두발을 15~20분간 담아 따뜻하게 한다.

손의 온욕

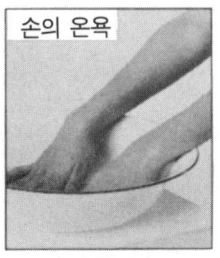

세면기에 뜸을 넣고 손목까지 담그어 15~20분 간 따뜻하게 한다.

지압의 방법 (곡지)

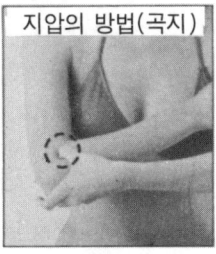

팔꿈치 아래쪽에서부터 반대 손으로 잡고 엄지 끝을 세워 강하게 지압한다.

⑤ 증상별 · 피로, 나른함의 치료법

전신이 나른하다

우선 병이 아닌가를 체크한다

몸이 나른하다는 증상은 모든 병에서 볼 수 있다. 간장병, 신장병, 심장병, 당뇨병, 폐결핵 등의 만성병에 숨겨져 있는 경우가 있는가 하면 감기에 걸렸을 때도 일어난다. 특히 간염일 때는 우선 의사의 진단을 받고 병이 있는가 어떤가를 확인해 두어야 한다.

특별한 병이 아니고 단순히 피로하기 때문이라고 해도 전신이 나른하다는 것은 주의할 필요가 있다. 수면과 휴양을 충분히 취하여 피로 회복을 기하도록 하자.

급소 요법은 전신의 기능을 뿌리에서부터 향상시킨다

피로가 겹치면 전신의 장기(臟器)의 작용이 저하된다. 이럴 때 급소 요법을 실시하면 신진대사가 원활해지고 피로 회복이 빨라진다.

등의 급소를 따뜻하게 한다, 지압한다

간유(肝兪)

견갑골의 하단을 연결하는 선에서부터 손가락 폭 3개 만큼의 아래로, 등 중앙에서 손가락 폭 2개 만큼의 바깥쪽. 간장(肝臟)의 작용에 관계 깊은 급소로 영양 대사나 노폐물의 분해를 높인다.

비유(脾兪)

간유에서부터 손가락 폭 3개 만큼의 아래. 비장(脾臟)의 작용에 관여하고, 혈액순환이나 증혈작용(增血作用)을 높인다.

위유(胃兪)

간유에서부터 손가락 폭 4개 만큼의 아래. 위(胃)를 비롯하여 소화기 전반의 작용에 관계하고 영양 흡수를 높인다.

이들의 급소를 곤약으로 따뜻하게 하기도 하고 맥주병 지압을 행한다. 곤약은 더운물로 따뜻하게 하여 비닐 봉지에 넣고 등에 타올을 깔거나 두꺼운 속옷을 입은 다음에 얹어 급소를 따뜻하게 한다.

손과 발의 지압

곡지(曲池)와 소해(少海)

팔꿈치를 구부렸을 때 생긴 주름의 엄지쪽이 곡지이며, 새끼손가락쪽 끝이 소해이다. 모두 혈액순환을 좋게 하고 빈혈이나 손의 피로를 개선하는 급소이다. 반대손의 엄지 끝으로 강하게 누른다.

발의 삼리

무릎 머리(슬개골)에서부터 손가락 폭 4개 만큼의 아래로, 경골의 바깥쪽 가장자리. 위장의 작용을 높이고 체력을 증강시키며 발의 피로를 회복시킨다.

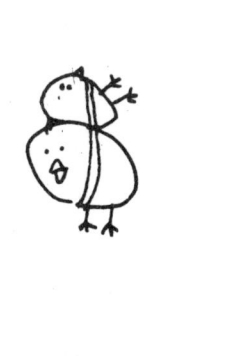

양육천(陽陸泉)

무릎 머리의 바깥쪽 아래에 있는 배골두의 바로 아래로, 발의 피로에 효과가 있다. 발의 삼리와 양육천은 주먹의 새끼손가락쪽 면으로 다소 강하게 두드린다.

삼음교(三陰交)

안쪽 복사뼈에서부터 손가락 4개 폭 만큼의 위로 경골 뒷쪽 가장자리.

호르몬의 분비를 활발하게 한다. 엄지 끝으로 강하게 눌러 준다.

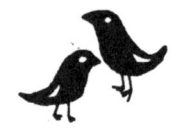

급소요법은 전신의 기능을 높이고 신진대사를 촉진시키며 피로를 해소한다.

• 전신의 나른함은 이렇게 없앤다 •

팔의 급소 찾는 법

곡지
팔꿈치를 구부렸을 때 생기는 주름의 엄지쪽 끝

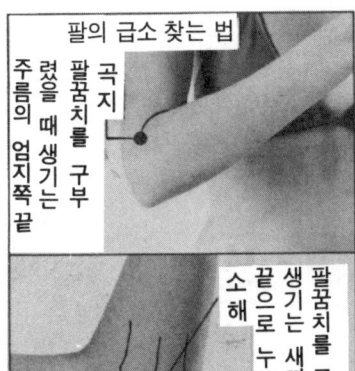

소해
팔꿈치를 구부렸을 때 생기는 새끼손가락쪽 끝으로 누르면 아프다

등 급소 찾는 법

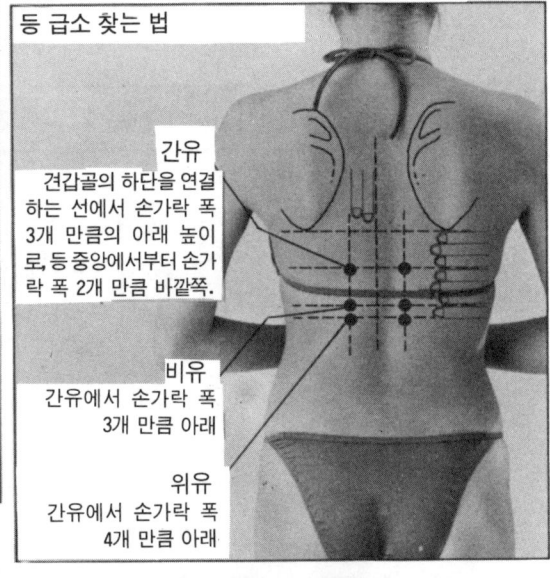

간유
견갑골의 하단을 연결하는 선에서 손가락 폭 3개 만큼의 아래 높이로, 등 중앙에서부터 손가락 폭 2개 만큼 바깥쪽.

비유
간유에서 손가락 폭 3개 만큼 아래

위유
간유에서 손가락 폭 4개 만큼 아래

지압법 (소해)

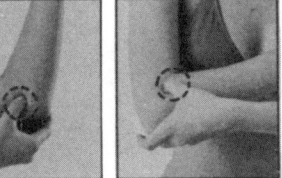

아래에서부터 팔꿈치를 잡아 엄지를 세워 강하게 누른다.

지압법 (곡지)

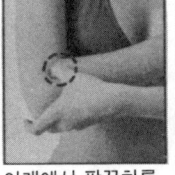

아래에서 팔꿈치를 잡아 엄지 선단으로 강하게 누른다.

등의 급소를 따뜻하게 하는 방법

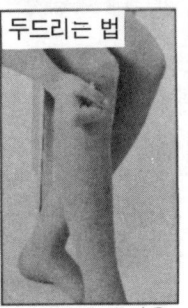

곤약을 봉지에 넣고 등의 급소를 따뜻하게 한다. 등에 타올을 깔거나 두툼한 속옷을 입어 천천히 따뜻하게 한다

두드리는 법

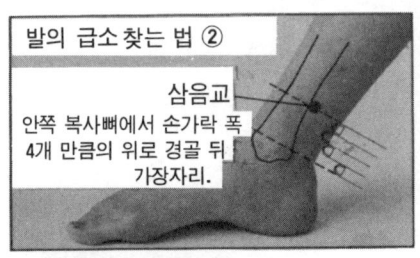

가볍게 주먹을 쥐고 새끼 손가락쪽 면으로 발의 삼리를 다소 강하게 두드린다. 양육천도 마찬가지로 두드린다. 약10회

발의 급소 찾는 법 ①

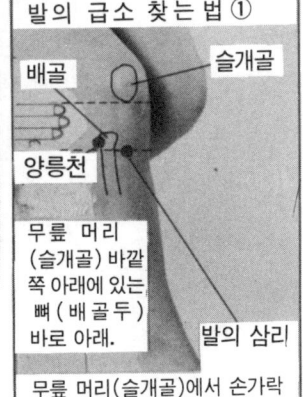

배골
슬개골
양릉천
발의 삼리

무릎 머리 (슬개골) 바깥쪽 아래에 있는 뼈 (배골두) 바로 아래.

무릎 머리(슬개골)에서 손가락 폭 4개 만큼의 아래로 경골 바깥쪽 가장자리

발의 급소 찾는 법 ②

삼음교
안쪽 복사뼈에서 손가락 폭 4개 만큼의 위로 경골 뒤 가장자리.

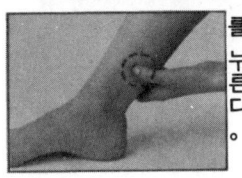

지압 방법
발을 뒤에서부터 잡듯이하여 엄지손가락으로 강하게 삼음교를 누른다.

6 증상별 · 피로, 나른함의 치료법

머리가 무겁다, 아프다

두통을 일으키는 여러 가지 원인

피로할 때 두통이나 머리가 무거운 증상이 일어나는 것은 어깨나 목의 근육, 머리의 근육이 극도로 긴장하여 두부로의 혈액순환이 나빠지기 때문이다.

장시간에 걸쳐 무거운 머리를 지탱하고 팔이나 손을 보지하고 있으므로 이 주변의 근육은 피로하여 혈액순환이 나빠지고 노폐물이 쌓인다. 또 골치 아픈 일, 걱정스러운 일, 정신적 긴장 등의 정신적 스트레스나 신경 피로도 근육을 긴장시키기 때문에 혈액순환을 악화시키고 두통의 원인을 만든다.

이런 신체적, 정신적 피로에 의해 일어나는 근육의 긴장이 원인인 두통을 근긴장성 두통이라고 한다. 두통이나 머리가 무거운 증상의 원인에는 여러 가지가 있는데 가장 많은 것이 이 타입이다. 이런 종류의 두통은 근육의 긴장을 풀어 혈행을 좋아지게 하면 치료되므로 급소요법이 매우 효과가 있다.

두통에는 이외에 맥동(脈動)을 동반하여 통증이 일어나는 타입도 있다. 주로 한쪽에만 일어나므로 편두통이라 불리운다. 편두통에는 비교적 좋은 효과가 있는 약이 있으므로 의사의 처방을 받아도 좋을 것이다.

이상의 두통은 두개골의 바깥쪽에 원인이 있는 두통으로, 너무 신경 쓸 필요는 없다. 그러나 그 수는 적지만, 두개골 속에 원인이 있어서 일어나는 두통도 있다. 손발의 마비나 경련, 혀 말림, 구토, 쓰러지면 통증이 심하거나 고열 등의 증상을 동반할 때는 곧 전문의의 진찰을 받자.

지압으로 고친다

천주(天柱)

뒷목에 있는 2개의 굵은 근육이 두골에 연결되는 부분의 바로 바깥쪽. 한손으로 주먹을 만들어 가운데 손가락 제2 관절을 급소에 댄다. 손목을 의자 등이나 책상에 대어 지탱하고 머리 무게로 압력을 가하도록 하면 손가락 끝으로 누르는 것 보다 효과가 높다.

태양(太陽)

눈썹 말단에서 손가락 폭 1개 반 만큼의 바깥쪽으로, 관자놀이 뼈 오목한 곳. 양손으로 주먹을 만들어 인지 제2 관절을 급소에 대고 좌우에서 끼듯이 하여 눌러본다.

백회(百會)

양쪽귀의 선단을 똑바로 위로 거슬러 올라간 선과 얼굴 중앙에서부터 똑바로 위로 올라간 선(정중선)이 만난 곳. 한손으로 주먹을 만들어 엄지의 제1 관절로 두드린다.

손의 무게를 이용하여 두드리는 것이 요령이다.

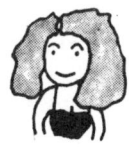

> 피로가 원인이 되어 일어나는 두통(근육 긴장성 두통)에는 급소요법이 특히 효과가 있다.

• 두통, 머리가 무거운 증세 해소법 •

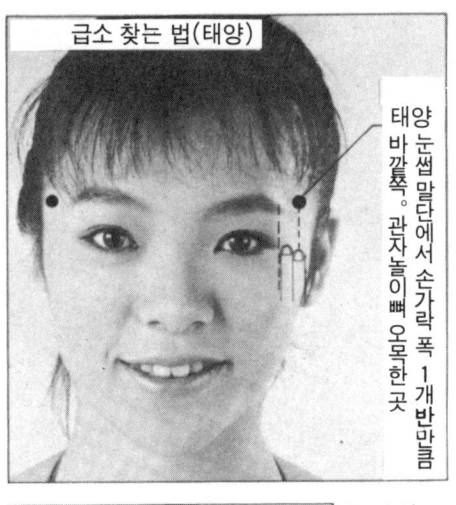

급소 찾는 법(태양)

태양 눈썹 말단에서 손가락 폭 1개 반만큼 바깥쪽. 관자놀이뼈 오목한 곳

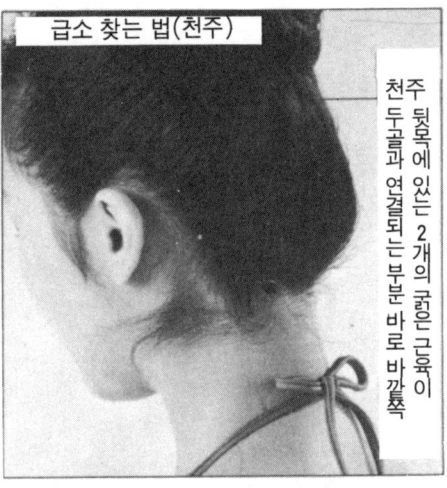

급소 찾는 법(천주)

천주 뒷목에 있는 2개의 굵은 근육이 두골과 연결되는 부분 바로 바깥쪽

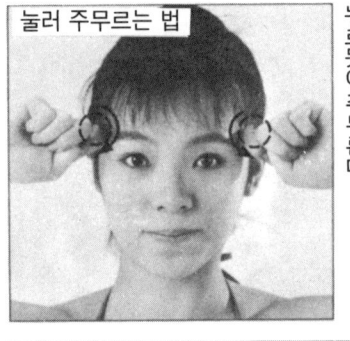

눌러 주무르는 법

양손으로 가볍게 주먹을 만들어 인지의 제2관절도 태양을 누르듯이 주무른다.

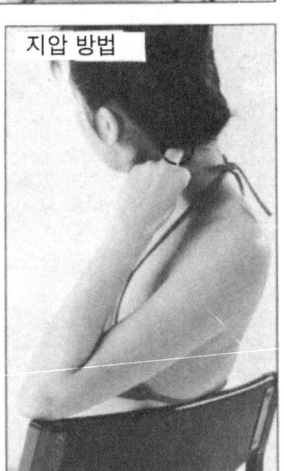

지압 방법

가볍게 주먹을 쥐고 가운데 손가락의 제2관절을 천주에 대고 머리의 무게로 압력을 가한다. 의자의 등이나 책상 위에 팔꿈치를 지탱하면 좋다.

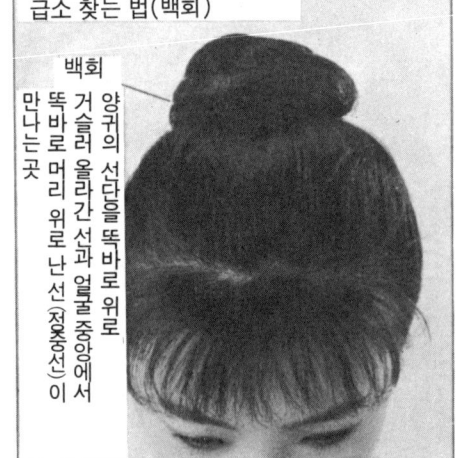

급소 찾는 법(백회)

백회 양귀의 선단을 똑바로 위로 거슬러 올라간 선과 얼굴 중앙에서 똑바로 머리 위로 난 선(정중선)이 만나는 곳

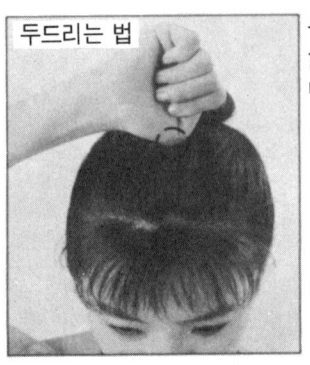

두드리는 법

가볍게 주먹을 쥐고 엄지의 제1관절로 백회를 가볍게 두드린다.

⑦ 증상별 · 피로, 나른함의 치료법

신경 피로로 초조하다

신경 피로는 육체 피로 보다 고치기 어렵다

　문명의 진보는 우리들을 육체 피로에서 해방시켰으나 그 반면 사회환경이 복잡화되어 정신적 긴장이 있게 되어 정신적 피로가 매우 증대했다. 직장에서의 인간 관계나 출세 경쟁, 타사와의 개발이나 판매에서의 경쟁, OA 등 새로운 기술에의 대응, 그리고 집으로 돌아오면 자식의 교육과 진학 문제 등 정신 피로를 초래하는 요인이 산더미처럼 많다.

　육체 피로는 가볍게 한 잔 한다거나 목욕을 한 뒤 푹 쉬면 회복되지만 정신 피로쪽은 그렇게 간단하지가 않다.

　정신적인 피로를 회복하는 데는 휴양을 취하는 것도 중요하지만 반대로 몸을 움직이는 편이 좋은 경우도 있다. 정신적으로 긴장하고 있을 때는 근육도 마찬가지로 긴장해 있고, 운동을 하여 근육을 움직이면 근육의 긴장과 동시에 정신적 긴장도 풀리고 피로도 해소되기 때문이다. 운동에는 기분 전환을 기한다는 효과도 있다.

　정신 피로로 초조할 때는 심호흡을 한번 하는 것만으로 상당히 좋아지는 것이다. 배를 비비는 것도 초조함을 가라앉히는 좋은 방법이다.

초조함을 가라앉히는 손의 급소 자극

소충(少衝)의 지압

　소충은 새끼 손가락의 손톱 뿌리 안쪽이다. 반대 손 엄지와 인지 끝으로 새끼 손톱 뿌리를 끼우고 주무르듯이 지압한다. 손의 새끼손가락은 뇌의 작용과 관계가 깊고 자극을 자주 하면 뇌의 작용이 조정되고 정신 피로도 회복된다.

내관(內關)의 지압

내관은 손목 안쪽 주름에서부터 손가락 폭 3개 만큼의 팔꿈치 쪽으로 가서 팔 중앙에 있다. 반대손으로 손목 위를 잡고 엄지 끝으로 원을 그리듯이 주무르면서 지압한다. 초조하면 곧 동계가 일어나는 등 정신피로가 심장으로 가는 타입에 특히 유효하다.

두한족열(頭寒足熱) 신경을 쉬게 하고 피로를 회복시킨다

신경이 피로할 때는 머리로 피가 오르고 전신의 혈액순환이 나빠진다. 머리를 적시고 타올이나 시판되는 얼음 등으로 식혀 피를 내리고, 발은 생강탕으로 따뜻하게 하여 혈액순환을 좋게 한다. 머리를 식히면서 헤어 드라이어로 발의 삼리(三里), 양육천(陽陸泉), 삼음교(三陰交) 등의 급소를 따뜻이 하는 것도 효과가 있다.

발의 삼리는 무릎 머리(슬개골)에서 손가락 폭 4개 만큼의 아래로, 정갱이뼈(경골)의 바깥쪽 가장자리이고, **양육천**은 무릎 머리의 바깥쪽 아래에 있는 배꼴두 바로 아래.

삼음교는 안쪽 복사뼈에서 손가락 4개 폭 만큼의 위로, 정갱이뼈의 뒤쪽 가장자리에 있고, 호르몬 분비와 관계가 깊으며 여성의 생리시에 동반되는 조건에 효과가 있다.

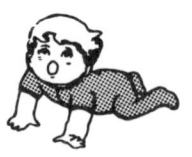

손가락과 발목 안쪽을 지압하고 머리를 식히며 발을 차갑게 한다.

• 신경 피로를 푸는 법 •

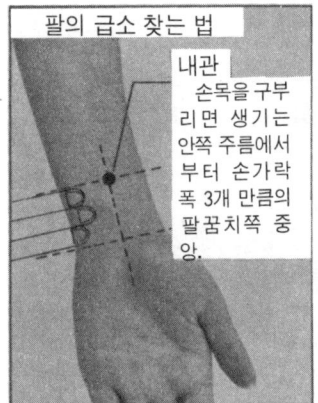

팔의 급소 찾는 법

내관 — 손목을 구부리면 생기는 안쪽 주름에서부터 손가락 폭 3개 만큼의 팔꿈치쪽 중앙.

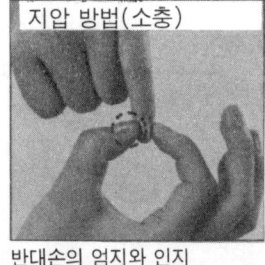

지압 방법(소충)

반대손의 엄지와 인지 **끝으로 잡고 주무르듯이 자극한다.**

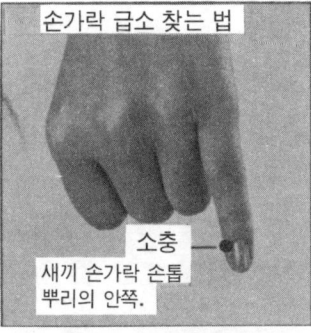

손가락 급소 찾는 법

소충 — 새끼 손가락 손톱 뿌리의 안쪽.

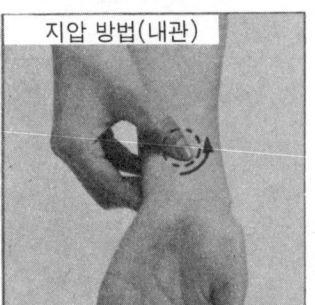

지압 방법(내관)

손목의 안쪽 주름이 있는 곳으로, 엄지손가락 끝으로 원을 그리듯이 주무른다.

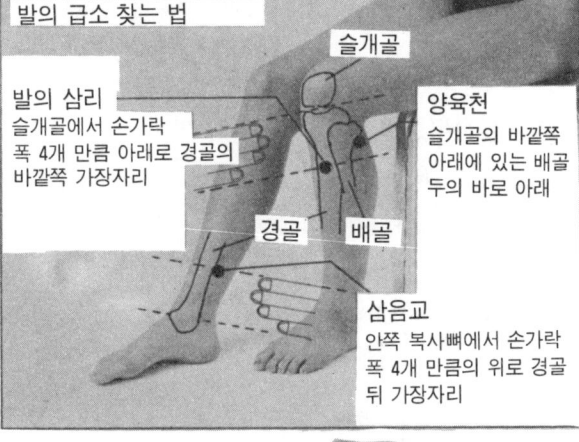

발의 급소 찾는 법

발의 삼리 — 슬개골에서 손가락 폭 4개 만큼 아래로 경골의 바깥쪽 가장자리

슬개골

양육천 — 슬개골의 바깥쪽 아래에 있는 배골두의 바로 아래

경골 **배골**

삼음교 — 안쪽 복사뼈에서 손가락 폭 4개 만큼의 위로 경골 뒤 가장자리

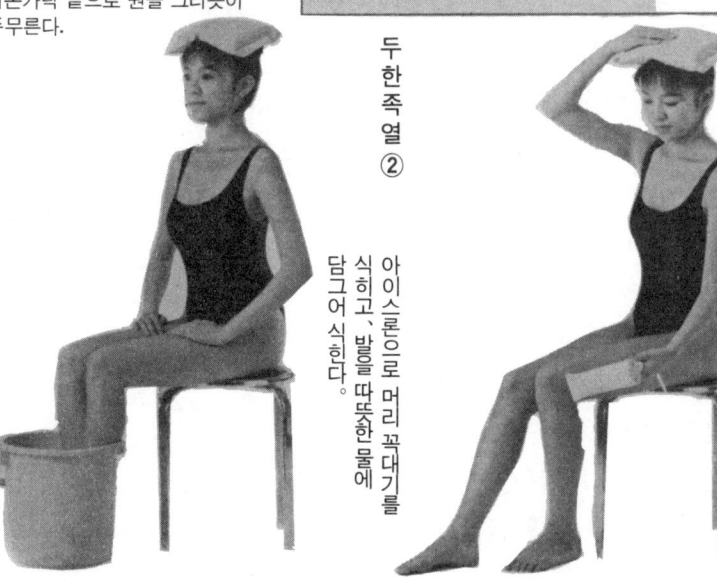

두한족열 ① 머리에 차가운 것을 얹었고 발의 급소엔 드라이어의 온풍을 쏘인다.

두한족열 ② 아이스론으로 머리 꼭대기를 식히고, 발을 따뜻한 물에 담그어 식힌다.

증상별 · 피로, 나른함의 치료법

집중력이 없다, 끈기가 없다

신경피로를 해소하는 것이 우선

시속 200km를 넘는 스피드로 달리는 초 음속 젯트 여객기, 인간 보다 몇 백 배나 빠른 계산 능력을 가진 컴퓨터 등 인간의 두뇌는 굉장한 것을 속속 만들어냈다. 그런데 그런 급속한 변화에 마음과 몸이 따르지 못하는 상황이 나타나기 시작하고 있다. 테크노 스트레스 라고 일컬어지고 있는 것도 그 한 가지이다.

시차(時差) 증상 등도 그 좋은 예인데, 자연의 법칙에 어긋나는 행동을 취하면 신경은 피로해진다. 신경 피로가 쌓이면 심신에 여러 가지 장해가 일어나고, 그것이 정신적인 면에 나타나면 집중력이 없어진다, 끈기가 없다, 기력이 약하다는 등의 증상이 된다. 본래 이것이 심해지면 우울하고 무기력해지며, 우울증 또는 그에 가까운 증상에 빠지고 의사의 치료가 필요해진다.

신경 피로를 없애기 위해서는 무리해서 쉬려하지 말고 오히려 체조를 하는 등 몸을 움직이는 편이 효과가 있다. 몸을 움직인다는 인간 본래의 행동을 하고 있으면 흐트러져 있던 신경 작용이 정상으로 되돌아 온다.

신경 피로를 가라앉히는 머리의 자극

상성(上星)의 주먹 지압

상성은 이마의 정면 머리카락이 난 옆에서부터 손가락 폭 1개 정도 위로 주먹을 만들어 엄지 손가락의 제1 관절로 강하게 누른다.

태양(太陽)의 주먹 주무르기

태양은 눈썹의 말단에서부터 손가락 폭 1개 만큼의 바깥쪽으로, 관자놀이 뼈의 오목한 곳이다. 양손으로 주먹을 만들어 집게 손가락 제2 관절로 좌우 동시에 누르면서 주무른다.

천주(天柱)의 주먹 주무르기

천주는 뒷목에 있는 2개의 굵은 근육이 두골로 연결되는 부분의 바로 바깥쪽이다. 주먹을 만들어 그 가운데 손가락 제2 관절을 대고 팔꿈치를 의자 등이나 책상으로 지탱하고 머리의 무게로 압박하면서 주무른다. 좌우 번갈아 실시한다.

의욕을 북돋우는 손과 발의 급소 지압법

발의 삼리 지압

발의 삼리는 발꿈치 머리(슬개골)에서부터 바깥쪽 가장자리. 무릎 아래를 양쪽 손바닥으로 감싸듯이 하여 엄지를 겹쳐 강하게 누른다.

곡지(曲池)의 지압

곡지는 팔꿈치를 구부렸을 때 생기는 주름의 엄지쪽 끝. 반대 손으로 팔꿈치를 잡아 아래에서부터 엄지로 강하게 누른다.

소충(少衝) 잡아 주무르기

소충은 손의 새끼 손가락 손톱 뿌리 안쪽(가운데 손가락쪽)에 있다. 반대손 엄지와 인지 끝으로 잡아 주무르듯이 지압해 준다.

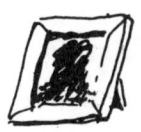

> **기력, 집중력을 되돌리기 위해서는 신경의 피로를 가라앉혀 주는 것이 선결.**

• 집중력 되찾는 법 •

발의 급소 찾는 법

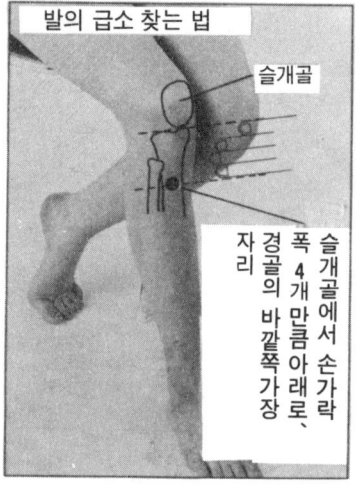

슬개골

슬개골에서 손가락 폭 4개 만큼 아래로, 경골의 바깥쪽 가장자리

머리의 급소 찾는 법

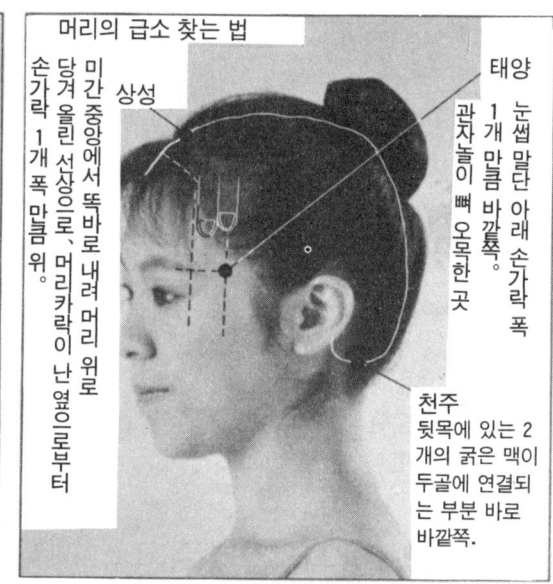

상성
미간 중앙에서 똑바로 내려 머리 위로 당겨 올린 선상으로, 머리카락이 난 옆으로부터 손가락 1개 폭 만큼 위.

태양
눈썹 말단 아래 손가락 폭 1개 만큼 바깥쪽. 관자놀이뼈 오목한 곳

천주
뒷목에 있는 2개의 굵은 맥이 두골에 연결되는 부분 바로 바깥쪽.

지압법(발의 삼리)

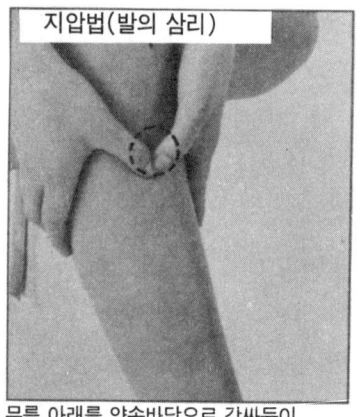

무릎 아래를 양손바닥으로 감싸듯이 하여 양손의 엄지를 겹쳐 강하게 누른다.

지압법(태양)

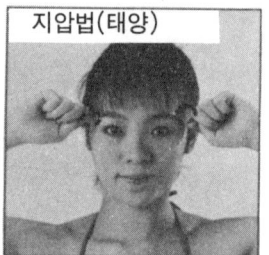

두손으로 가볍게 주먹을 쥐고 인지의 제2관절로 좌우의 급소를 누르면서 주무른다.

지압법(상성)

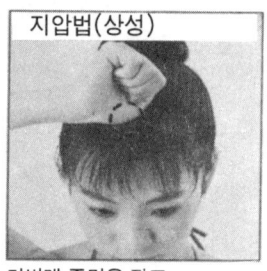

가볍게 주먹을 쥐고 엄지의 제1관절로 상성을 강하게 누른다.

팔의 급소 찾는법

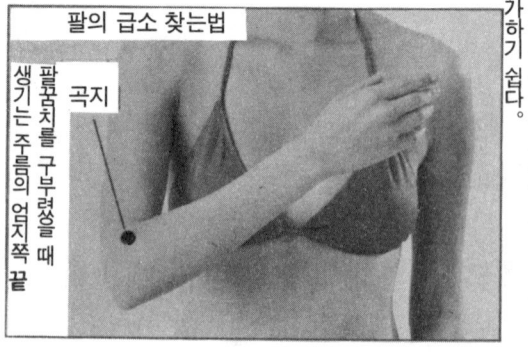

곡지
팔꿈치를 구부렸을 때 생기는 주름의 엄지쪽 끝

지압법(천주)

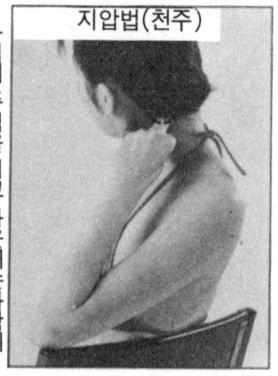

가볍게 주먹을 쥐고 가운데손가락의 제2관절을 천주에 대고 머리의 무게로 압박을 가한다. 팔꿈치를 의자의 등이나 책상에 지탱하면 힘을 가하기 쉽다.

⑨ 증상별 · 피로, 나른함의 치료법

신경 피로로 위가 아프다

위는 정신적 영향을 그대로 받기 쉽다

프로 야구 감독이 게임 후 담화에서 '위(胃)가 아파지는 게임이었다.'라고 말하는 경우가 자주 있다. 위가 아파진다는 것은 단순한 비유가 아니라 정말 위가 나빠져 휴양하는 감독도 있는 것 같다.

정신적인 영향으로 일어나는 위의 증상에는 2가지 타입이 있다. 하나는 위나 십이지장에 궤양을 일으키는 타입이다. 위궤양이나 십이지장궤양은 위액에 포함되어 있는 펩신이라는 단백질 분해 효소가 스스로 점막을 소화시키기 때문에 일어나는 병이다. 보통은 점막이 펩신의 침입을 받는 경우는 없으나 정신적 스트레스에 의해 점막의 방어 기구가 저하되기도 하고 펩신의 분비가 이상하게 높아지기 때문에 일어난다.

위궤양이나 십이지장 궤양은 식후 1~2시간이 지난 뒤나 공복시에 통증이 일어나는 것이 특징이다. 통증이 시작되면 음식물을 먹거나 수분(특히 우유가 좋다)을 섭취하면 통증이 가라 앉는다. 이것은 위산이 중화되거나 엷어지거나 하기 때문에 단순히 통증을 억제할 뿐만 아니라 그 예방이나 치료에도 도움이 된다.

정신적인 원인으로 일어나는 또 한 가지 타입은 위염(胃炎)에 의한 증상이다. 위가 아프다, 위가 무겁다, 가슴이 답답하다, 구역질이 난다, 식욕 부진 등의 증상을 볼 수 있다. 특히 식후에 곧 위가 아픈 것이 위염의 특징이다. 이럴 때는 소화약이나 건위약(健胃藥), 위장약 등을 쓰면 증상이 낫는다.

위병에는 급소 요법이 효과가 있다

내관(內關) 눌러 주무르기

내관은 손목 안쪽 주름에서부터 손가락 폭 3개 만큼의 주름 가까이로, 반대손 엄지로 원을 그리듯이 주무르면서 누른다.

태충(太衝)의 지압

태충은 발의 엄지와 둘째발가락 사이를 발목 쪽으로 거슬러 올라간 뼈 뿌리 사이에 있다. 엄지를 세우듯이 하여 다소 강하게 눌러준다.

백회(百會)의 주먹 지압

백회는 양쪽 귀의 선단을 똑바로 올린 선과 얼굴 중앙에서부터 똑바로 위로 올라간 선(정중선)이 만나는 곳으로, 주먹을 만들어 그 엄지의 제1관절로 지압한다.

배와 등에 담배뜸을 한다

중완(中脘) 급소와 배꼽의 정중간.

천추(天樞) 배꼽에서부터 손가락 폭 3개 만큼의 바깥쪽.

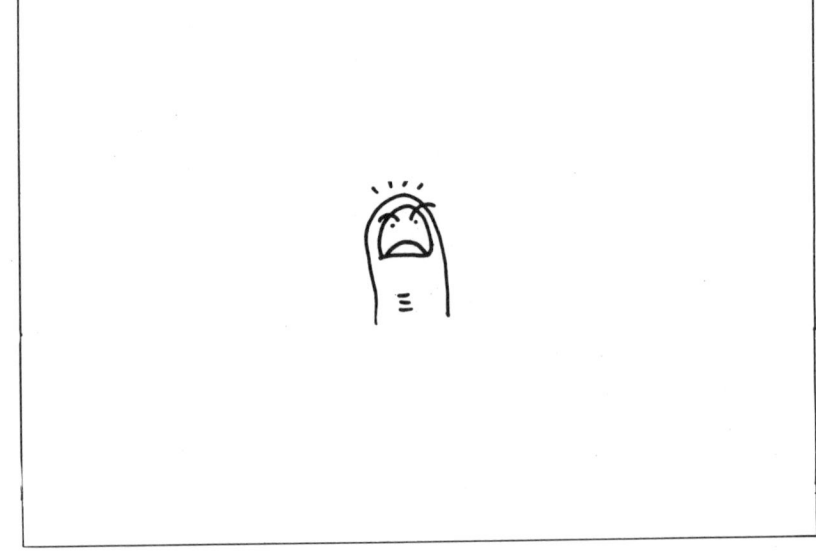

간유(肝兪)
견갑골의 하단을 연결하는 선에서부터 손가락 폭 3개 만큼의 아래 높이로, 등 중앙에서부터 손가락 폭 2개 만큼 바깥쪽.

위유(胃兪)
간유에서부터 손가락 4개 폭 만큼의 아래.

불을 붙인 담배를 각각 급소에 1㎝정도까지 가까이 대고 뜨거워지면 뗀다. 5~6회 실시한다.

공복시에 아픈 것은 위·십이지궤양을 의심해 본다. 통증엔 우유를 마신다

• 신경성 위염 치료법 •

머리의 급소 찾는 법
백회

양귀의 선단을 똑바로 위로 거슬러 올라간 선과 얼굴중앙에서 똑바로 머리 위로 그은 선이 만나는 곳

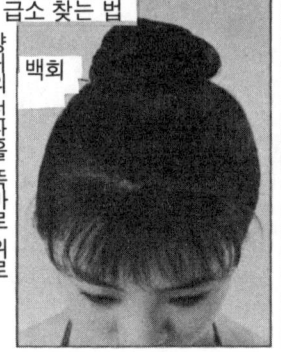

발의 급소 찾는 법
태충

발의 엄지발가락과 둘째발가락 사이를 발목쪽으로 거슬러 올라간 뼈뿌리 사이.

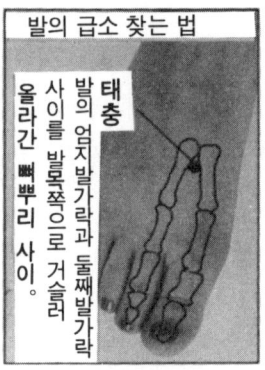

팔의 급소 찾는 법
내관

손가락 폭 3개 만큼 위는 손목 안쪽 주름에서 손을 구부렸을 때 생기

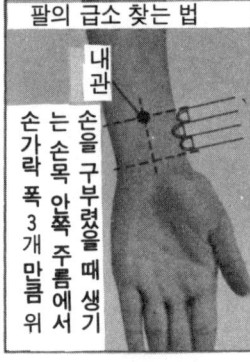

지압법(백회)

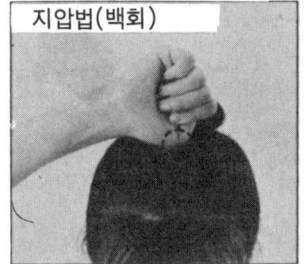

가볍게 주먹을 쥐고 그 엄지의 제1관절을 급소에 대고 압박을 가한다.

지압법(태충)

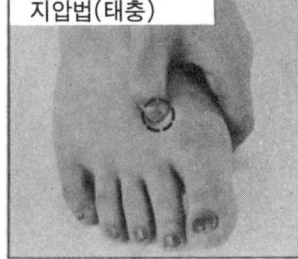

손의 엄지를 세우듯이 하여 다소 강하게 누른다.

지압법(내관)

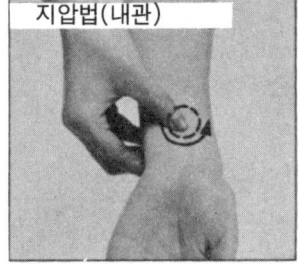

손목에서 새끼손가락쪽을 엄지손가락 끝으로 원을 그리듯이 누른다

등의 급소 찾는 법

간유

견갑골의 하단을 연결하는 선에서 손가락 폭 3개 만큼 아래의 높이로 등의 중앙에서 손가락 폭 2개 만큼 바깥쪽.

위유

간유에서 손가락 폭 4개 만큼 아래

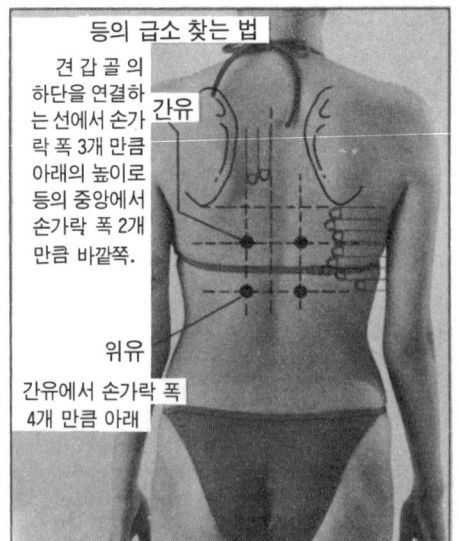

배의 급소 찾는 법

중완

급소와 배꼽의 정가운데

천추

배꼽에서부터 손가락 폭 3개 만큼 바깥쪽.

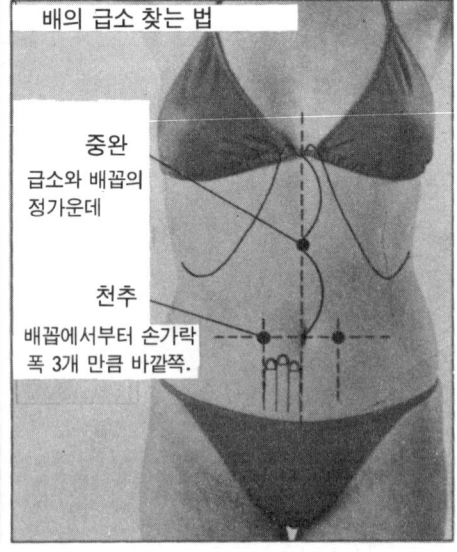

⑩ 증상별·피로, 나른함의 치료법

스트레스성 변비, 설사가 계속되고 있다

변비와 설사는 동전의 양면

정신적 영향에 의해 설사나 변비를 일으키는 증상을 과민성 장증후군이라고 부른다. 그 중에서 스트레스 때문에 대장의 운동이 높아져서 일어나는 설사를 신경성 설사, 대장의 긴장이 심해져 변비가 되는 타입을 경련성 변비라고 한다.

신경성 설사

복통은 그다지 없고 설사가 계속되고 있으나 거의 마르지는 않는다.

치료에는 정신적 스트레스를 제거하기 위해 신경 안정제를 자주 쓰는 외에 설사를 멈추게 하는 약이나 정장제(整腸劑)를 사용한다.

경련성 변비

대장이 심하게 경련하기 때문에 변의 통과가 방해 받아 일어나는 변비이다. 토끼똥과 같은 변이나 연필 정도의 가는 변이 소량 배출되고, 그 변에 점액이 묻어 있는 것이 특징이다. 종종 복통이나 배의 팽창을 동반한다. 갑자기 설사가 일어나기도 하고 변비와 설사가 반복되는 타입도 있다. 이 타입의 변비에는 시판되고 있는 변비약을 사용해서는 안된다. 복통을 일으키고 심한 설사가 되는 경우가 있기 때문이다. 역시 정신적 스트레스를 제거하는 것이 중요하고, 신경 안정제나 위장, 경련이나 긴장을 제거하는 약이 쓰인다. 좀처럼 잘 고쳐지지 않는 경우도 있으므로 의사의 지도로 치료해 가는 것이 중요하다.

장의 작용을 조절하는 급소 요법

손의 다섯 손가락 색인법

한손의 엄지와 인지로 다른 한쪽 손가락의 측면을 잡고 뿌리에서부터 손가락 끝을 향하여 뺀다. 엄지에서부터 새끼손가락까지 다섯 손가락 전체에 실시한다. 반대쪽 손도 마찬가지로 실시한다.

발의 다섯 발가락 색인법

손의 엄지와 인지로 발가락의 측면을 잡고 뿌리에서부터 발가락 끝을 향해 뺀다. 다섯 발가락 전체에 실시한다. 반대쪽 발도 마찬가지로 한다.

하복부의 맥주병 굴리기

아랫배에 타올을 덮고 그 위에 맥주병을 얹어 손바닥으로 눌러 붙이듯이 하여 굴리고 아랫배에 압박 자극을 가한다. 장의 작용을 조정하고 설사나 변비에 효과가 있는 급소인 천추(天樞)와 기해(氣海)를 자극한다. **천추**는 배꼽에서부터 손가락 폭 3개 만큼의 바깥쪽, **기해**는 배꼽에서부터 손가락 폭 2개 만큼 아래이다. 2개의 급소에 담배뜸을 하기도 하고 곤약으로 따뜻하게 하는 것도 좋은 방법이다.

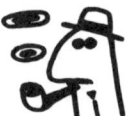

발의 삼리와 양구(梁丘)의 주먹으로 두드리기

발의 삼리는 무릎 머리에서부터 손가락 폭 4개 만큼의 아래로, 정갱이뼈(경골)의 바깥쪽 가장자리이고, 양구는 무릎 머리의 바깥쪽 상선에서부터 손가락 폭 3개 만큼의 위이다. 모두 주먹을 만들어 그 새끼손가락 측면으로 다소 강하게 각각 10회 두드린다. 지압이나 담배뜸도 유효.

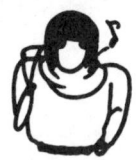

> 손가락과 발가락의 측면을 당겨 빼고 아랫배를 맥주병으로 가볍게 압박한다.

• 스트레스성 변비, 설사 치료법 •

손가락 색인법
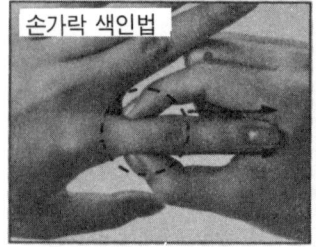
엄지와 인지로 반대손의 손가락 측면을 잡아 뿌리에서부터 손가락 끝쪽으로 당긴다. 엄지에서 새끼손가락까지 모든 손가락에 실시한다.

발가락 색인법
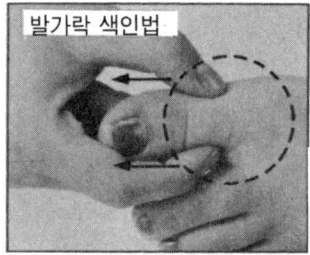
엄지와 인지로 발가락 측면을 잡아 뿌리에서 발가락 끝쪽으로 잡아 당긴다. 모든 발가락에 실시한다.

배의 급소 찾는 법
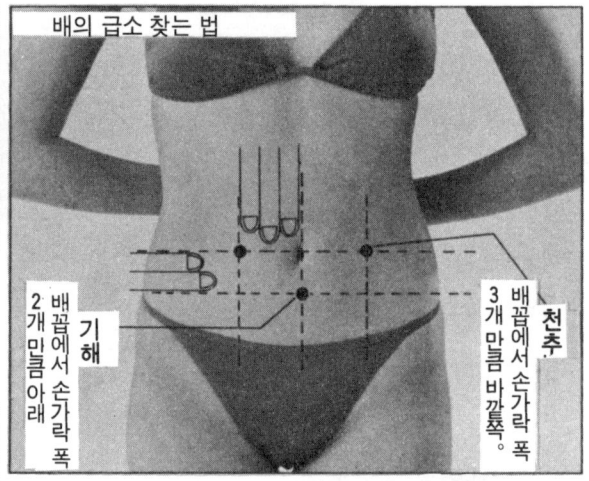
2 배꼽에서 손가락 폭 만큼 아래 — 기해
3 배꼽에서 손가락 폭 만큼 바깥쪽 — 천추

맥주병 마사지
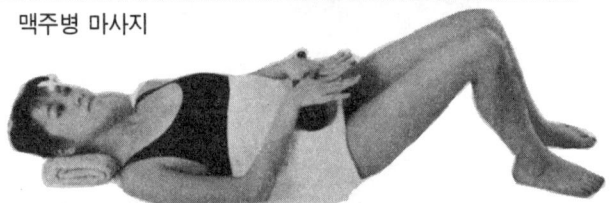
하복부에 타올을 깔고 천추 기해 등의 급소에 해당하는 부분에 맥주병(빈 것)을 굴려 압박 자극을 가한다.

두드리는 법 (양구)
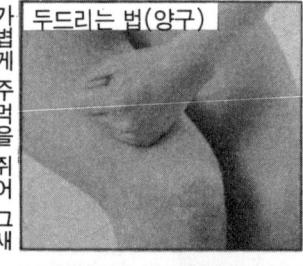
가볍게 주먹을 쥐어 그 새끼손가락쪽 면을 사용하여 강하게 두드린다. 약 10회

두드리는 법 (발의 삼리)
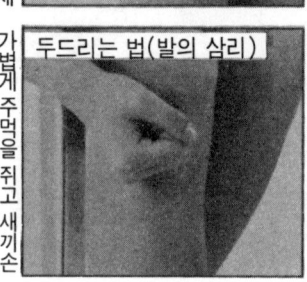
가볍게 주먹을 쥐고 새끼손가락쪽으로 다소 강하게 두드린다. 약 10회.

발의 급소 찾는 법
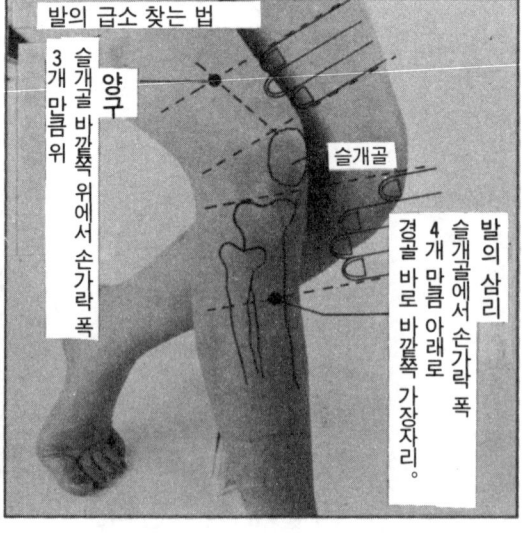
3 슬개골 바깥쪽 위에서 손가락 폭 만큼 위 — 양구
슬개골
4 슬개골 아래로 손가락 폭 만큼 경골 바로 바깥쪽 가장자리 — 발의 삼리

⑪ 증상별 · 피로, 나른함의 치료법

폭음폭식에 의한 위의 피로에는

위의 부담을 가볍게 해 주는 것이 원칙

위를 피로하게 하고 아프게 하는 최대의 원인은 폭음폭식이다. 특히 최근에는 술을 지나치게 마셔서 위의 피로를 초래하고 있는 사람이 많은 것 같다. 알콜도가 강한 술은 위점막(胃粘膜)을 자극하여 염증을 일으킨다. 돗수가 약한 술이라도 대량으로 마시면 마찬가지이다.

술로 위를 상하지 않기 위해서는 다음과 같은 주의가 필요하다.

① 양을 지나치지 않도록 한다(맥주이면 큰병 2병, 위스키라면 더블 2잔 이내.)

② 반드시 안주를 먹으면서 마신다.

③ 진한 술(위스키, 양주)는 엷게 해서 마신다.

반대로 위를 해치는 세 가지 악(惡)은, ① 한번에 대량으로 마신다, ② 위를 쉬게 하지 않고 계속 마신다, ③ 자기 전에 무엇인가를 먹는다 라는 3가지 점이다.

위의 피로를 예방하는 대책은 규칙적인 식사를 배의 8할 정도 먹는다는, 극히 평범한 일이다. 때문에 위염을 일으킬 때는 단식을 하고 위를 쉬게 하는 것이 최선이다.

죽과 계란이나 흰살 생선 등 소화가 잘 되는 것부터 조금씩 먹는다. 약은 종합위장약, 건위제, 소화제 등을 쓰는데 어디까지나 보조 수단에 지나지 않는다.
위의 피로를 치료하는 급소 요법
기문(期門), 중완(中脘), 천추(天樞)의 담배뜸

기문은 유두 바로 아래로, 늑골의 아래선이다. 중완은 급소와 배꼽의 정 중간. 천추는 배꼽에서부터 손가락 폭 3개 만큼의 바깥쪽. 담배에 불을 붙여 급소에 1cm 정도까지 가까이 하고 뜨거워지면 뗀다. 각 급소에 5~6회 이를 반복한다.

발의 삼리 두드리기

발의 삼리는 무릎 머리(슬개골)에서부터 손가락 폭 4개 만큼의 아래로, 정강이 뼈(경골)의 바깥쪽 가장자리에 있다. 주먹을 만들어 그 새끼 손가락쪽 면으로 강하게 두드린다.

양구(梁丘)의 지압

양구는 무릎 머리의 바깥쪽 상선에서부터 손가락 폭 3개 만큼의 위. 두손으로 무릎 위를 감싸듯이 하고 엄지를 겹쳐 강하게 지압한다.

등의 급소 곤약 온법

곤약(큰 것)을 열탕으로 덮혀 비닐 봉지에 넣고 격유(膈兪), 간유(肝兪), 비유(脾兪), 위유(胃兪) 등 급소의 가장자리를 따뜻하게 한다. 직접 열을 받으면 뜨거우므로 타올을 깔거나 두툼한 속옷을 입은 다음 따뜻하게 하는 것이 좋을 것이다. 격유는 견갑골의 하단을 연결하는 높이로, 등 중앙에서부터 손가락 폭 2개 만큼의 바깥쪽. 간유는 격유에서부터 손가락 폭 3개 만큼의 아래, 비유는 간유에서 손가락 폭 3개 만큼 아래, 위유는 간유에서부터 손가락 폭 4개 만큼의 아래에 있다.

규칙적인 식사생활이 치료의 선결. 복부의 급소에 담배뜸을 한다.

• 폭음폭식으로 인한 피로 회복법 •

담배뜸 놓는 법
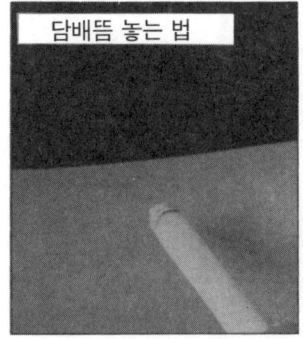
담배에 불을 붙여 각각의 급소에 1cm 정도까지 가까이 대고 뜨거워지면 뗀다. 이것을 5~6회 반복한다.

배의 급소 찾는 법
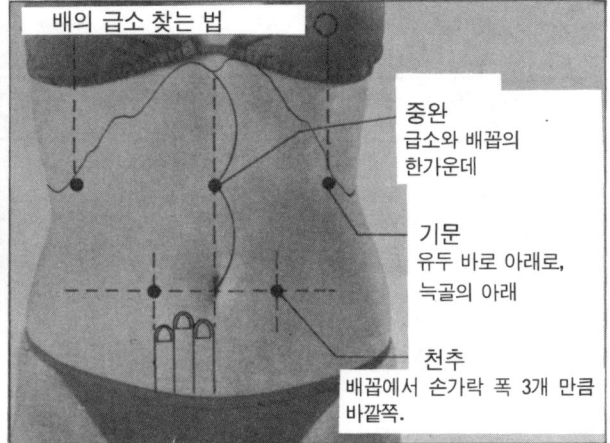
중완 급소와 배꼽의 한가운데
기문 유두 바로 아래로, 늑골의 아래
천추 배꼽에서 손가락 폭 3개 만큼 바깥쪽.

등의 급소 찾는 법
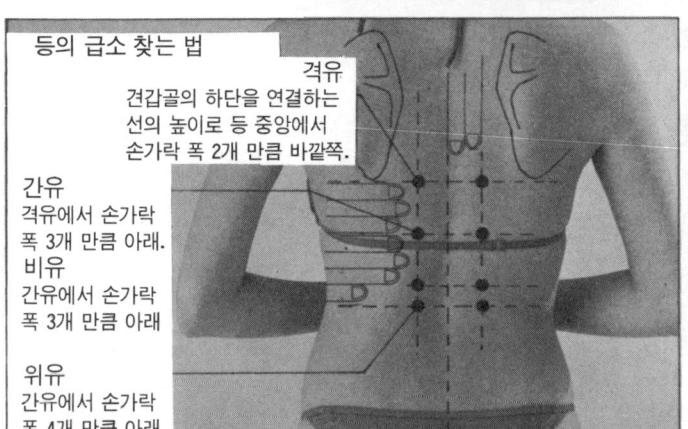
격유 견갑골의 하단을 연결하는 선의 높이로 등 중앙에서 손가락 폭 2개 만큼 바깥쪽.
간유 격유에서 손가락 폭 3개 만큼 아래.
비유 간유에서 손가락 폭 3개 만큼 아래
위유 간유에서 손가락 폭 4개 만큼 아래

양구의 지압
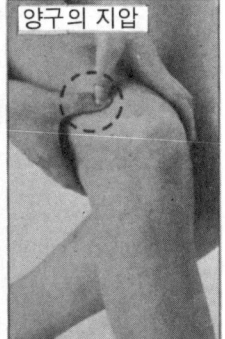
무릎 위를 두손으로 감싸고 엄지를 겹쳐 강하게 압박한다.

등의 급소에 곤약 놓는 법
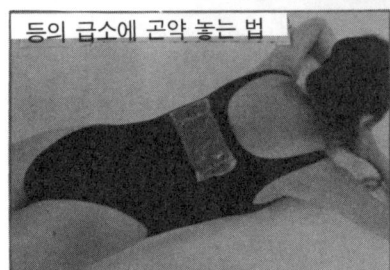
곤약을 덥혀 물기를 없앤 뒤 비닐 봉지에 넣어 급소를 따뜻하게 한다. 아래에 타올을 깔거나 두툼한 속옷을 입은 뒤 하면 좋다.

발의 급소 찾는 법
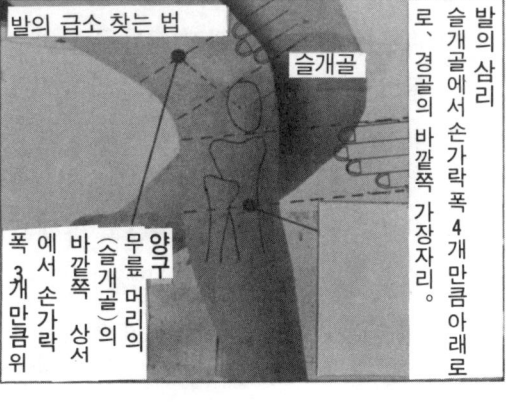
슬개골
양구 무릎 머리의 (슬개골)의 바깥쪽 상서에서 손가락 폭 3개 만큼 위
발의 삼리 슬개골에서 손가락 폭 4개 만큼 아래로, 경골의 바깥쪽 가장자리.

⑫ 증상별 · 피로, 나른함의 치료법

무리의 연속에 의한 간장의 피로에는

간장은 과중한 노동에 지쳐 있다

현대인인 우리들은 간장에 과중한 노동을 강요하고 있다. 알콜이나 담배, 약제, 식품 첨가물, 공해물질 등 간장에서 분해 처리해야 할 것을 많이 흡수하고 있는 것이다. 바쁜 샐러리맨은 종종 식사 시간이 불규칙해지고 점심 식사는 영양이 편중되어 있다. 이와 같이 현대인의 간장은 매우 혹사되어 지쳐 있는 것이다. 그러나 '침묵의 장기(臟器)'라고 일컬어지고 있듯이 간장은 묵묵히 계속해서 일하고 있다. 이 이상 부담을 지우면 펑크가 날 것이다.

규칙적인 식사를 하고 술, 담배를 삼가하며 과로와 수면 부족을 피하는 등 일상 생활을 개선하자.

피로를 제거하고 간장 작용을 높이는 급소 자극

등의 급소를 따뜻하게 한다

간장의 작용에 관계가 깊은 격유, 간유, 비유, 위유를 곤약으로 따뜻하게 한다. **격유(膈兪)**는 견갑골의 하단을 연결하는 선의 높이로, 등 중앙에서부터 손가락 폭 2개 만큼의 바깥쪽, **간유(肝兪)**는 격유에서 손가락 폭 3개 만큼의 아래, **비유(脾兪)**는 간유에서부터 손가락 폭 3개 만큼의 아래, **위유(胃兪)**는 간유에서 손가락 폭 4개 만큼의 아래에 있다. 곤약(큰 것)을 열탕으로 따뜻하게 하여 비닐봉지에 넣고 등에 타올을 깔든가 두툼한 속옷을 입은 뒤에 얹고 급소에 온열 자극을 가한다.

■ 배 급소에 담배뜸

위나 소장(小腸), 간장(肝臟)의 작용을 높이는 상복부의 기문(期門)이나 중완(中脘)에 담배뜸을 한다. **기문**은 유두 바로 아래로, 늑골의 밑선, **중완**은 급소와 배꼽 한 가운데이다. 불을 붙인 담배를 급소에 1cm 정도까지 가까이 대고 뜨거워지면 뗀다. 각각의 급소에 5~6회씩 반복한다.

■ 발의 급소 지압

간장이나 위장 등의 소화기의 작용과 관계가 깊고 **음릉천(陰陵泉)**, 발의 삼리(三里), 연곡(然谷)의 지압을 행한다. 음릉천은 경골의 뒷쪽 가장자리를 위로 거슬러 올라가면 뼈가 튀어나와 있는 곳으로, 손바닥으로 무릎을 감싸듯이 하고 엄지로 강하게 누른다. 발의 삼리는 무릎 머리(슬개골)에서부터 손가락 폭 4개 만큼의 아래로, 정강이뼈 바깥쪽 가장자리에 있고, 양손바닥으로 무릎을 끼우고 양손의 엄지를 무겁고 강하게 누른다. **연곡**은 발의 안쪽 아치형의 뼈 가장 높은 곳 아래로, 손으로 발등을 잡고 강하게 누른다.

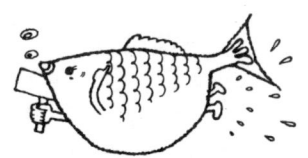

등에서부터 허리에 걸쳐 급소를 따뜻하게 하고 배의 급소에는 담배뜸을 한다.

• 간장 피로 회복시키는 법 •

무릎 안쪽의 급소 찾는법

음릉천
경골 뒤 가장자리를 위로 거슬러 올라가다 맨 나중에 만나는 뼈

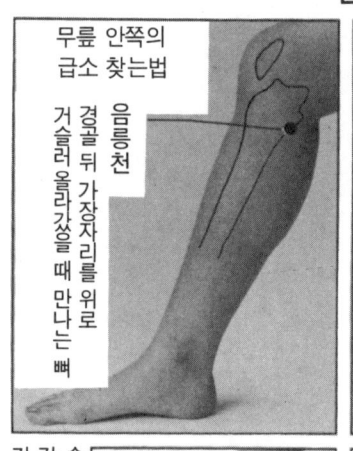

배 급소 찾는 법

기문
유두 바로 아래로, 늑골 아래 가장자리

중완
급소와 배꼽의 정중간.

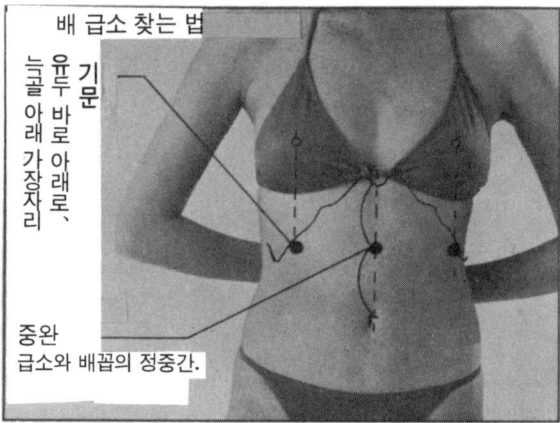

지압법 (음육천)

손바닥으로 무릎을 감싸 감싸듯이 하여 엄지로 강하게 누른다.

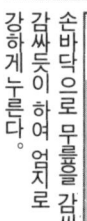
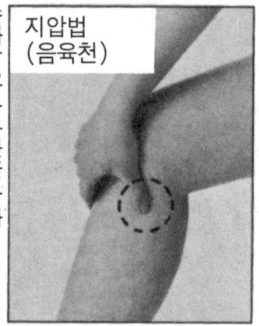

등의 급소 찾는 법

격유
견갑골의 하단을 연결하는 선의 높이로 등의 중앙에서부터 손가락 폭 2개 만큼 바깥쪽.

간유
격유에서 손가락 폭 3개 만큼 아래.

비유
간유에서 손가락 폭 3개 만큼 아래.

위유
간유에서 손가락 폭 4개 만큼 아래.

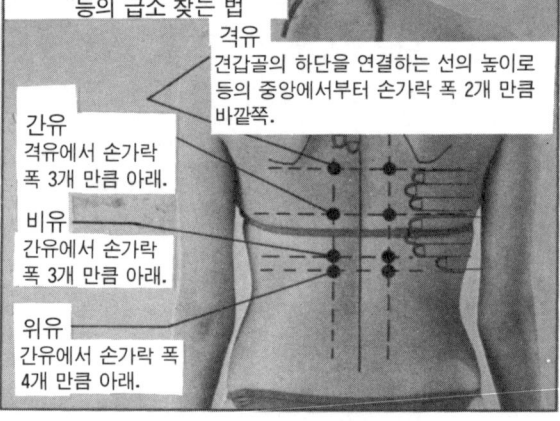

발의 급소 찾는 법

연곡
발의 안쪽으로 아치형의 가장 높은 곳의 아래 뼈 가장자리

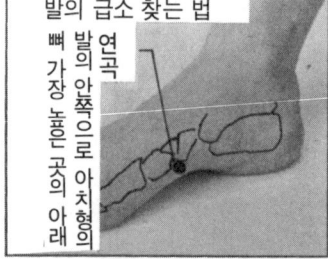

지압법(연곡)

발등을 손으로 잡고 엄지 선단으로 강하게 누른다.

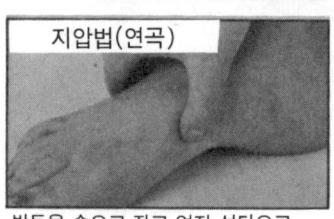

지압법 (발의 삼리)

무릎 아래를 두 손으로 감싸듯이 하여 양손 엄지를 겹쳐 강하게 누른다.

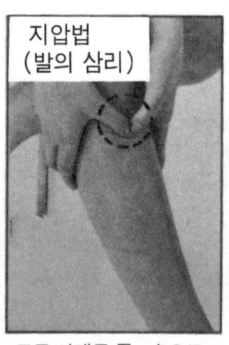

무릎 바깥쪽 급소 찾는 법

발의 삼리
슬개골에서 손가락 폭 4개 만큼 아래로, 경골의 바깥쪽 가장자리

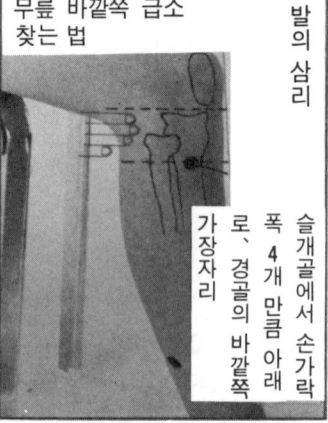

① 걱정되는 정력감퇴 치료법

지압으로 고친다

급소 요법은 왜 이렇게 좋은 효과가 있는 것인가

동양 의학에서는 우리들의 몸은 오장육부가 잘 연휴(連携)되어 작용하는 것에 의해 건강이 유지된다고 말하고 있다. 이 오장육부의 작용을 유지하고 있는 것이 '기(氣)'라고 불리우는 독특한 에네르기로, 에네르기가 흐르는 도근(道筋)을 '경락(經絡)', 도근의 요소를 경혈(經穴) 즉, 급소라고 부르고 있다.

병이 일어나는 것은 경락 위를 흐르는 이 에네르기가 정체되어 오장육부의 작용에 이상이 생기기 때문으로, 에네르기가 정체되었을 때 반응이 나타나는 곳이 급소라고 동양의학에서는 말하고 있다. 그 때문에 급소를 봄으로써 어디에 이상이 일어났는가를 진단할 수 있을 뿐만 아니라 이 급소를 자극하여 에네르기의 흐름이 개선되고 병을 치료할 수도 있게 되는 것이다. 뜸, 지압 등은 그 대표적인 자극법인 것이다.

정력감퇴에는 허리나 발의 급소를 사용한다

신유와 대장유의 지압

신유(腎兪)는 허리선 높이로, 등 중앙에서부터 손가락 폭 2개 만큼의 바깥쪽. 동양의학에서 말하는 신(腎)은 생명 에네르기를 내는 장기(臟器)라고 일컬어지며, 신유를 자극하면 전신의 활력이 높아진다. **대장유(大腸兪)**는 신유에서 손가락 폭 4개 만큼의 아래에 있고 허리나 아랫배의 장기 치료에 쓰이는 급소이다.

아내가 엎드린 남편 옆에 앉아 급소에 두손의 엄지를 대고 체중을 실어 지압한다.

팔료혈(八骨髎穴)의 지압

팔료혈의 지압이란 상료(上骨髎),차료(次髎), 중료(中骨髎), 하료 (下骨髎), 4곳 급소의 총칭으로, 성기능을 높이는 데 특효가 있는 혈이다. **상료**는 대장유에서 손가락 폭 4개 만큼의 아래로, 등의 중앙에서 손가락 폭 1개 만큼의 바깥쪽에 있다. **차료**는 상료에서 손가락 1개 폭 만큼 아래이며, 이 급소에서 다시 손가락 1개 폭 만큼의 아래가 **하료**이다. 엄지를 급소에 대고 체중을 실어 다소 강하게 누른다. 위에서 아래의 순서로 실시한다.

은문(殷門)과 승산(承山)의 지압

은문(殷門)은 대퇴 뒷쪽으로, 발 뿌리와 무릎의 한가운데. 승산(承山)은 장딴지의 중앙에 있는 오목한 곳. 모두 신유, 대장유, 팔료혈과 마찬가지로 방광경(膀胱經)이라고 불리우는 경락에 속하며, 발, 허리를 강화하고 정력 증강에 도움이 된다. 아내는 엎드린 남편의 발 옆이나 다리에 걸터 앉는다. 은문은 엄지에 체중을 실어 강하게 누르고, 승산은 엄지 끝으로 원을 그리듯이 하여 누른다.

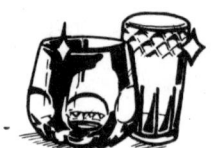

삼음교(三陰交)와 연곡(然谷)의 지압

　삼음교(三陰交)는 안쪽 복사뼈에서부터 손가락 4개 폭 정도 위로, 경골 뒷쪽. 성호르몬의 분비를 촉진시키고 생식 기능의 부조를 개선한다. 연곡(然谷)은 발의 안쪽 아치형뼈가 가장 높은 곳의 아래선. 비뇨기의 작용을 좋게 하고 정력 증강에도 효과가 있다. 모두 엄지 손가락 끝으로 강하게 누른다.

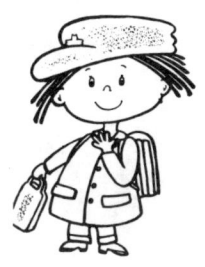

정력 증강의 급소는 발, 허리에 집중되어 있다. 아내가 지압해 주면 효과가 오른다.

• 발, 허리 급소 지압 •

지압법(대장유)

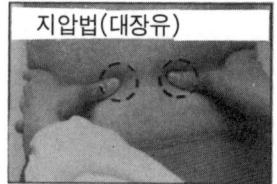

지압하는 사람은 지압을 받는 사람 옆에 앉아 급소에 양손의 엄지를 대고 그 엄지에 체중을 실어 자연스럽게 압력을 가한다.

지압법(팔료혈, 사진은 상료)

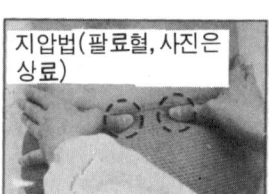

간유의 지압과 마찬가지로 좌우의 급소에 양손의 엄지를 대고 체중을 실어 다소 강하게 누른다. 위에서 아래의 순서대로 지압한다.

허리 급소 찾는 법

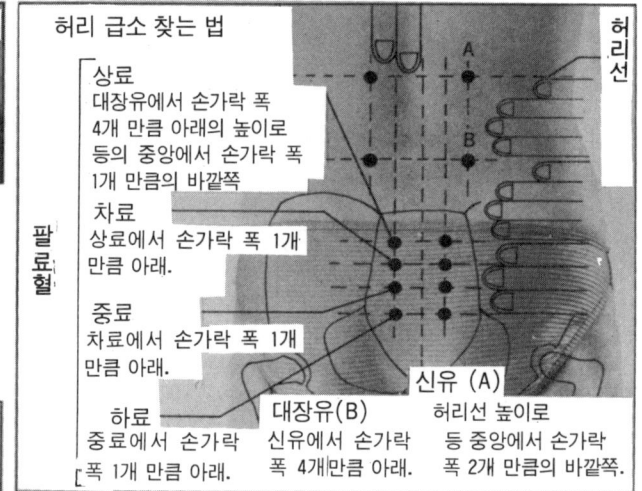

상료
대장유에서 손가락 폭 4개 만큼 아래의 높이로 등의 중앙에서 손가락 폭 1개 만큼의 바깥쪽

차료
상료에서 손가락 폭 1개 만큼 아래.

중료
차료에서 손가락 폭 1개 만큼 아래.

하료
중료에서 손가락 폭 1개 만큼 아래.

대장유(B)
신유에서 손가락 폭 4개 만큼 아래.

신유(A)
허리선 높이로 등 중앙에서 손가락 폭 2개 만큼의 바깥쪽.

팔료혈

지압법(신유)

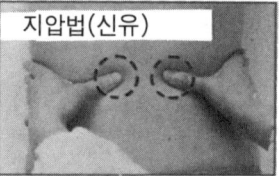

엄지에 체중을 실어 압력을 가한다.

발의 안쪽 급소 찾는 법

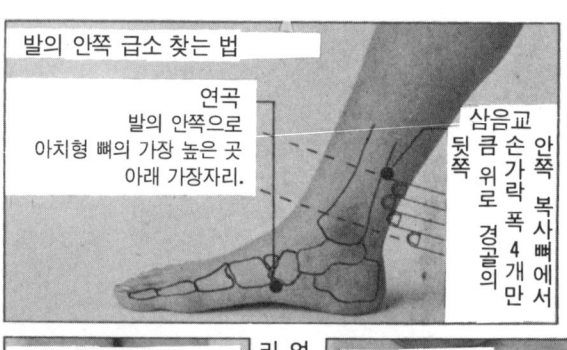

연곡
발의 안쪽으로 아치형 뼈의 가장 높은 곳 아래 가장자리.

삼음교
안쪽 복사뼈에서 손가락 폭 4개 만큼 위로 경골의 뒷쪽

발 뒷쪽 급소 찾는 법

은문
대퇴 뒷쪽으로 발꿈치와 무릎 뒤의 정중앙

승산
장딴지 중앙에 있는 오목한 곳

지압법(승산)

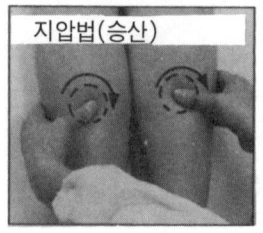

엄지의 끝으로 원을 그리듯이 누른다.

지압법(은문)

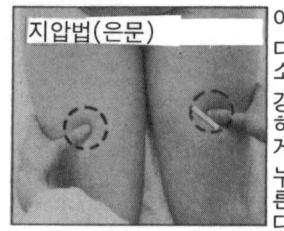

신유의 지압과 마찬가지로 엄지에 체중을 실어 다소 강하게 누른다.

② 걱정되는 정력감퇴 치료법

마사지로 고친다

정력 감퇴는 정신적인 면도 크게 좌우된다

　40대의 고개를 넘으면 정력 감퇴를 걱정하는 사람이 많아지는 것 같다. 육체적인 쇠약도 쇠약이지만 정신적인 문제가 크게 작용하고 있는 것 같다. 40대 라고 하면 사회적으로도 가장 중심적인 일을 하고, 일에 인간 관계가 얽혀 정신이 피로한 매일이다. 그리고 장년의 결혼 생활로 성 생활 그 자체도 형식화 되어 있지는 않는가. 이런 정신적인 면이 남편의 정력 감퇴의 중요한 원인이 되고 있는 것 같다. 남자 나이 40이라고 하면 아직 한창 일할 때이다. 적절한 급소 요법을 실시하면 충분히 늠름함을 회복할 수 있다. 아내의 손으로 해주면 급소 자극의 효과도 좋아지고, 또한 정신적인 만족감이 남편의 하루 피로를 제거하여 밤의 활력을 만들어낼 수 있을 것이다.

정력을 증진시키는 하복부와 발의 마사지

　중극(中極)과 곡골(曲骨) 주무르기

　곡골(曲骨)은 배꼽 바로 아래로, 치골결합(恥骨結合) 바로 위, **중극(中極)**은 곡골에서 엄지 손가락 폭 1개 만큼의 위. 모두 생식기나 비뇨기의 이상을 개선하는 급소로 남성의 정력 감퇴에 효과가 있다. 여성의 불감증 치료에도 사용된다. 중극과 곡골의 주변을 옆으로 긴 타원형으로 나선을 그리면서 4개의 손가락 배로 쓸어내듯이 주무르는 것이 요령이다.

　발의 안쪽 주무르기

발의 오리(五里)는 안쪽 넓적다리 뿌리에서 손가락 폭 4개 만큼의 무릎 근처로, 단단한 근육 바로 아래. 호르몬의 분비를 촉진시키고 정력을 높이며, 여성의 불감증(不感症)도 치료한다. **삼음교**는 안쪽 복사뼈에서 손가락 폭 4개 만큼 위로, 경골 뒷쪽. 자극하면 성호르몬의 분비가 왕성해지고 생식 능력이 높아진다. 발의 오리에서부터 시작하여 삼음교까지를 손바닥 전체로 나선을 그리면서 가볍게 쓸듯이 마사지한다. 반대쪽 발도 마찬가지로 성호르몬의 분비를 증진시키고 성기능을 활발히 해 준다.

엉덩이와 발 뒷쪽 주무르기

엎드리고 아내는 그 옆에 앉거나 발에 걸터 앉는다. 그 자세로 엉덩이에서부터 무릎 안쪽까지의 발 뒷쪽을 수근(손바닥의 손 뿌리)을 사용하여 나선을 그리면서 쓸듯이 주물러간다.

옆에 앉았을 때는 좌우의 발을 한쪽씩, 발에 걸터 앉았을 때는 양발을 함께 각각 위에서 아래를 향해 마사지 한다.

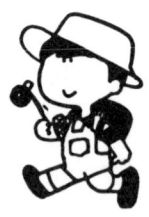

> 하복부와 안쪽 넓적다리를 나선을 그리면서 아내에게 가볍게 마사지 해 받는다.

• 하복부와 안쪽 넓적다리의 마사지 •

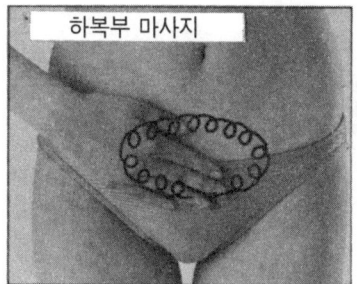

하복부 마사지

엄지를 제외한 4개의 손가락 배로 중극, 곡골 주변을 나선을 그리면서 타원형으로 가볍게 쓸듯 주무른다.

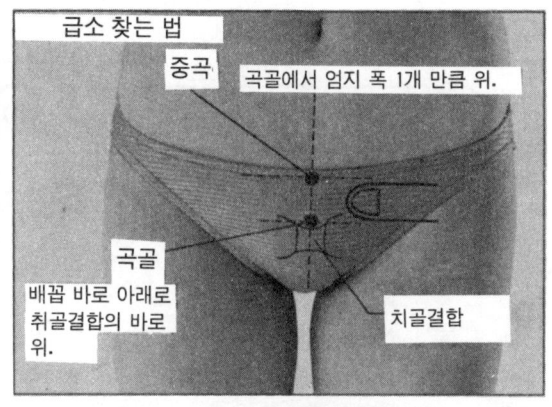

급소 찾는 법

중극: 곡골에서 엄지 폭 1개 만큼 위.

곡골: 배꼽 바로 아래로 취골결합의 바로 위.

치골결합

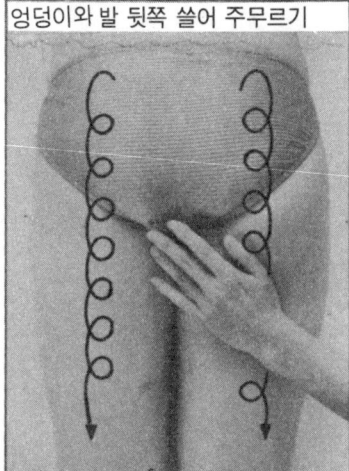

엉덩이와 발 뒷쪽 쓸어 주무르기

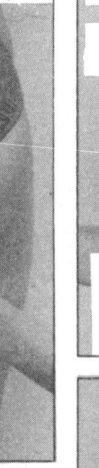

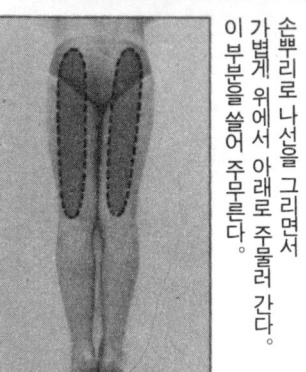

손뿌리로 나선을 그리면서 가볍게 위에서 아래로 주물러 간다. 이 부분을 쓸어 주무른다.

발의 급소 찾는 법

이 부분을 마사지한다.

삼음교: 안쪽 복사뼈에서부터 손가락 폭 4개 만큼 위로 경골 뒤 가장자리.

발의 오리: 발의 뿌리에서부터 손가락 폭 4개 만큼 무릎 가까이로 단단한 근육 바로 아래.

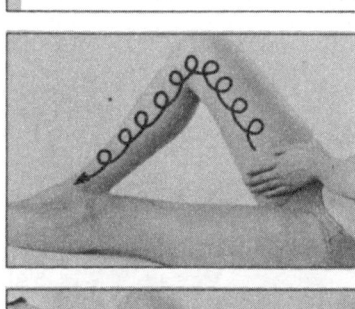

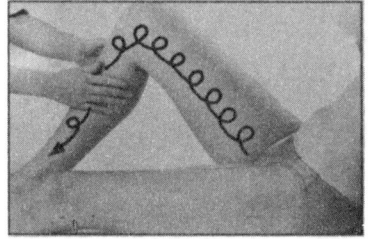

안쪽 넓적다리 쓸어 주무르기

(자신이 할때) 손바닥 전체로 나선을 그리면서 발끝을 향해 쓸듯이 주물러 간다.

(아내가 해줄때) 손바닥 전체로 나선을 그리면서 가볍게 주무르듯 마사지한다.

③ 걱정되는 정력감퇴 치료법

뜨겁지 않은 뜸으로 고친다

뜸에도 여러 가지 종류가 있다

뜸이라고 하면 곧 뜨거운 것을 찾지 않으면 효과가 없다. 나중에 반드시 흉터가 남는다 라는 오해를 갖고 있는 것 같다. 물론 피부를 태워 깊은 곳까지 열의 자극을 침투시키기도 하고, 화상을 만들어 화농시키는 것에 의해 효과를 내는 방법도 있다. 그러나 이런 방법을 일반인에게 권할 수는 없다.

한편 뜨겁다고 느끼면 곧 제거하기도 하고 쑥을 직접 피부에 대지 않고 행하는 뜸도 있는데, 그것으로도 충분한 효과가 있다. 여러분에게 권하는 것은 이런 상처가 남지 않는 뜸이다.

정력 감퇴에 효과가 있는 급소

관원(關元)

배꼽에서 손가락 폭 4개 만큼의 바로 아래. 남녀의 성기에 밀접한 관계가 있는 급소이며, 정력 감퇴나 임포텐스의 치료에 쓰인다.

중극(中極)

관원에서 손가락 폭 2개 만큼의 아래. 남성 호르몬의 분비를 활발하게 하고 정액(精液)을 만드는 기능을 높여 준다.

차료(次髎)

벨트를 지탱하는 요골을 연결하는 선에서 손가락 폭 1개 만큼 아래의 높이로, 등 중앙에서부터 손가락 1개 만큼의 바깥쪽. 골반내에 있는 장기(臟器)의 반응이 가장 잘 나타나는 급소로, 정력 감퇴의 치료에도 자주 쓰인다.

삼음교(三陰交)

안쪽 복사뼈에서 손가락 폭 4개 만큼의 위로 경골의 뒤가장자리. 생리통이나 생리 불순, 갱년기 장해 등 부인병을 치료하는 명혈(名穴)이라고 하는데, 호르몬 분비를 조정하는 효과가 있기 때문에 남성의 정력 감퇴에도 효과를 발휘한다.

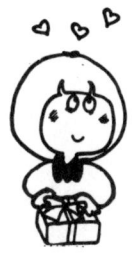

뜨겁지 않은 뜸의 여러 가지 놓는 법

정력 감퇴가 걱정이 될 때는 이상의 급소에 뜸을 놓는다. 뜨겁지 않고 손쉽게 할 수 있으며, 게다가 효과도 있는 뜸에는 다음과 같은 방법이 있다.

지열뜸

엄지 손가락 마디 크기 만한 약쑥을 손바닥에 얹어 둥글게 만든 다음, 손가락 끝으로 파라밋 모양으로 만든다. 급소 위치를 조금 적시고, 그 위에 약쑥을 얹는다. 피라밋 모양으로 만든 약쑥 끝에 불을 붙이고 뜨거워지면 제거한다. 이를 3~5회 반복한다.

담배뜸

담배에 불을 붙여 급소의 1cm 정도 가까이까지 대고 뜨거워지면 뗀다. 이를 5~6회 반복한다.

시판되는 즉석뜸

원통형의 약쑥에 대를 받쳐 직접 피부에 대는 즉석뜸이 시판되고 있다. 급소의 위치에 붙이고 불을 붙여 뜨거워지면 제거한다. 역시 3~5회 반복한다.

엄지 손가락 마디 크기의 약쑥을 피라밋형으로 만들어 급소에 얹고 불을 붙여 뜨거워지면 없앤다.

• 뜨겁지 않은 뜸 놓는 법 •

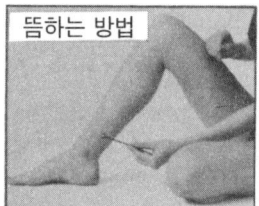

뜸하는 방법

아래의 어느 방법으로든 삼음교에 뜸을 놓는다. 3~5회

뜨겁지 않은 뜸의 종류

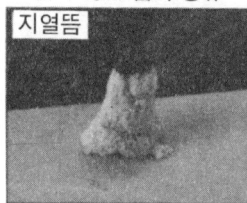

지열뜸

엄지 손톱 크기의 약쑥을 피라밋 모양으로 만들어 급소에 얹는다. 점화하여 뜨거워지면 제거한다. 3~5회 반복.

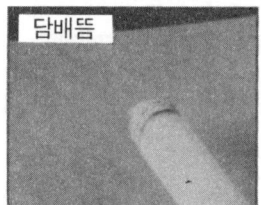

담배뜸

담배에 불을 붙여 급소에 1cm 정도까지 가까이 대고 뜨거워지면 뗀다. 5~6회 반복

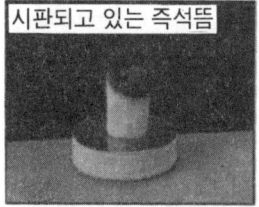

시판되고 있는 즉석뜸

급소에 얹고 불을 붙여 뜨거워지면 제거한다. 3~5회 반복.

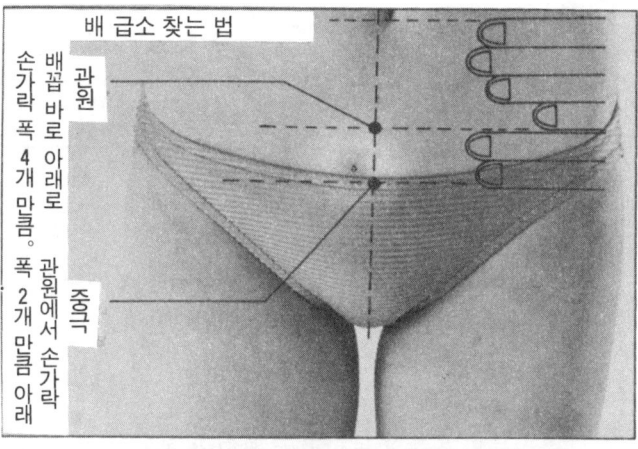

배 급소 찾는 법

관원 — 배꼽 바로 아래로 손가락 폭 4개 만큼.

중극 — 관원에서 손가락 폭 2개 아래

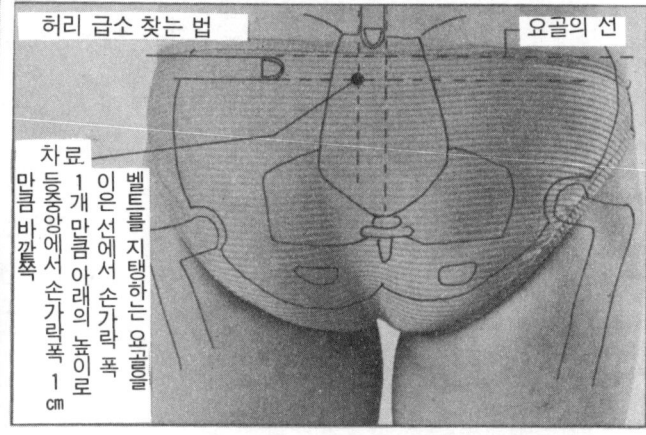

허리 급소 찾는 법

요골의 선

차료 — 벨트를 지탱하는 요골을 이은 선에서 손가락 폭 1개 만큼 아래의 높이로 등중앙에서 손가락 폭 1cm 만큼 바깥쪽

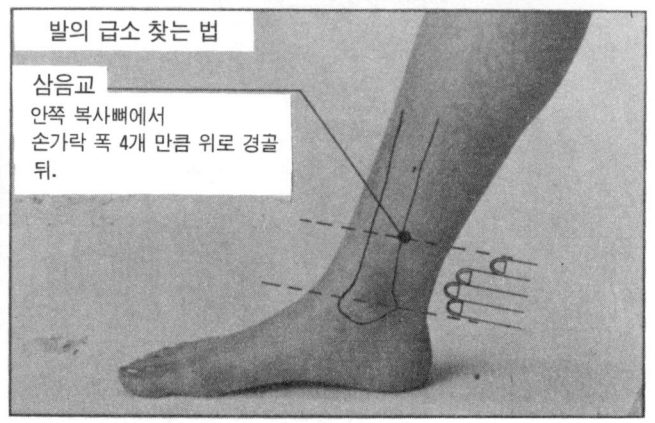

발의 급소 찾는 법

삼음교
안쪽 복사뼈에서 손가락 폭 4개 만큼 위로 경골 뒤.

④ 걱정되는 정력감퇴 치료법

온냉 자극으로 고친다

'온' + '냉'의 상승 효과

우리들의 몸은 따뜻하면 혈관이 확장되어 혈액순환이 좋아지고 신진대사가 높아진다. 근육도 긴장이 풀리고 노폐물이 제거되며, 조직에 신선한 산소나 영양이 공급된다. 이처럼 몸을 따뜻하게 하는 것은 전신의 기능을 높이고 건강 증진에 도움이 된다.

반대로 몸을 차게 하면 혈관은 수축되고 근육도 긴장된다. 그런데 냉자극(冷刺激)을 멈추면 그 반동으로 혈관이 확장되고 혈류가 높아지며, 근육이 이완되는 반응이 일어난다. 냉자극도 능숙하게 잘 사용하면 몸의 기능을 증진시킬 수 있다는 뜻으로, 이 원리를 응용한 요법이 현재 사용되고 있다.

그리고 이 '따뜻하게 한다'라는 행위와 '차게 한다'라는 행위를 번갈아 실시하면 몸의 작용을 보다 한층 높일 수 있다. 이것은 혈관을 넓히고 근육을 이완시켜 신진대사를 좋게할 뿐만 아니라 자율신경의 작용을 조정하는 작용도 있기 때문이다.

급소 자극을 덧붙이면 더욱 유효하다.

정력 감퇴를 돌이키는 온냉 자극법

선골(仙骨)의 샤워 자극

선골(仙骨)은 가운데 손가락을 미저골(尾・骨)에 놓았을 때 손바닥에 닿는 부분.

선골에서는 생식기(生殖器)를 지배하는 신경이 나오고 있는데, 이 부분을 자극하면 신경의 작용이 높아지며 호르몬의 분비도 왕성해진다. 따뜻한 샤워로 선골부를 따뜻하게 하고 찬 샤워는 단시간에 행한다. 이것을 반복하고 마지막으로는 찬 자극으로 끝마친다.

발의 오리의 온냉 자극

발의 오리(五里)는 대퇴의 안쪽으로, 발 뿌리에서 손가락 4개 폭 만큼 무릎쪽으로 간 딱딱한 근육 바로 아래. 호르몬의 분비를 촉진시키고 생식기의 기능을 높이는 급소로, 남성의 정력 감퇴와 함께 여성의 불감증 치료에도 효과가 있다. 이 부분을 따뜻한 샤워로 따뜻하게 한다. 알맞게 따뜻해졌을 때 찬물로 짠 타올을 대고 단시간에 식힌다. 이것을 몇 번 반복하고 마지막으로는 식혀 끝낸다.

중극을 카이로로 따뜻하게 한다

중극(中極)은 배꼽에서 손가락 폭 6개 아래. 정력의 근원이 되는 급소로, 중국에서는 나이가 80이라도 16세의 사랑을 할 수 있을 정도로 효과가 있는 급소라고 알려져 있다. 쓰다 버린 카이로를 아랫배에 넣고 중극의 주변을 따뜻하게 한다. 호르몬의 분비가 좋아지고 쇠약해져 있던 정력이 회복될 것이다. 따뜻해진 뒤, 찬 자극을 가하여 끝마치면 효과적인데, 따뜻하게 하는 것 만으로 충분하다.

선골부나 안쪽 넓적다리를 온냉 교대로 자극하고, 아랫배를 쓰다 버린 카이로로 따뜻하게 한다.

• 따뜻하게 하는 법 차게 하는 법 •

샤워 자극
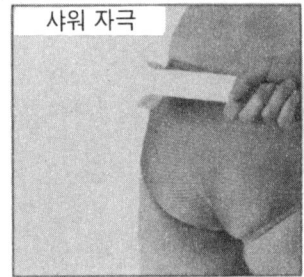
따뜻한 샤워와 찬 샤워를 교대로 선골 부분에 한다. 마지막엔 찬 샤워로 끝내는 것이 중요.

선골의 위치
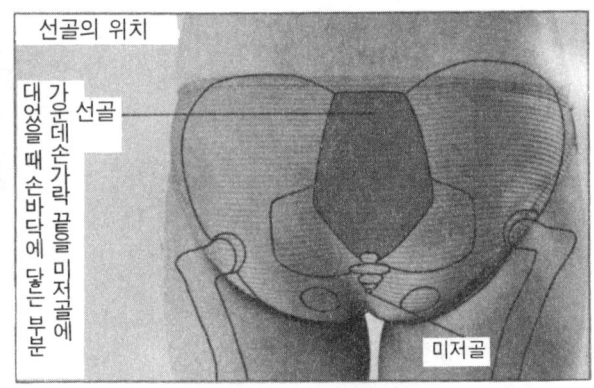
선골 — 가운데 손가락 끝을 미저골에 대었을 때 손바닥에 닿는 부분
미저골

발의 급소 찾는 법
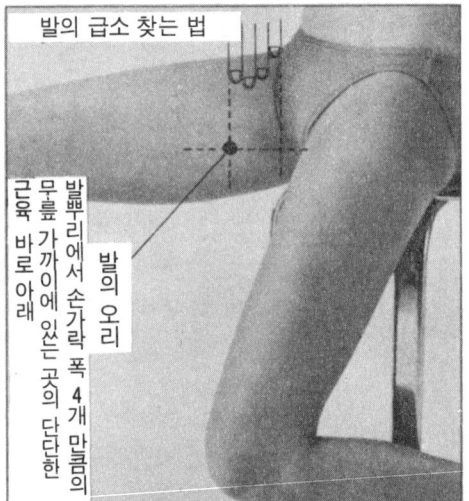
발의 오리 — 발뿌리에서 손가락 폭 4개 만큼의 무릎 가까이에 있는 곳의 단단한 근육 바로 아래

❶ 온냉교대자극
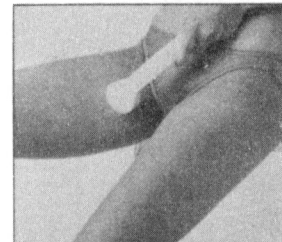
발의 오리를 샤워로 따뜻하게 한다.

❷
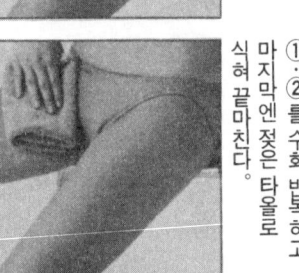
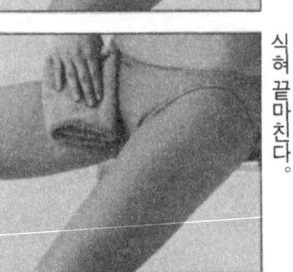
다음에 젖은 타올로 식힌다. ①·②를 수회 반복하고 마지막엔 젖은 타올로 식혀 끝마친다.

따뜻하게 하는 법
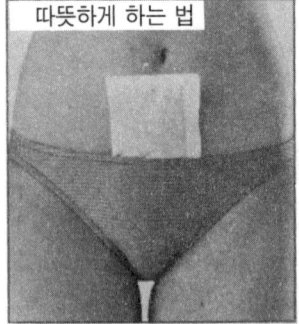
중극의 급소 주변을 카이로를 사용하여 따뜻하게 해 준다.

배의 급소 찾는 법
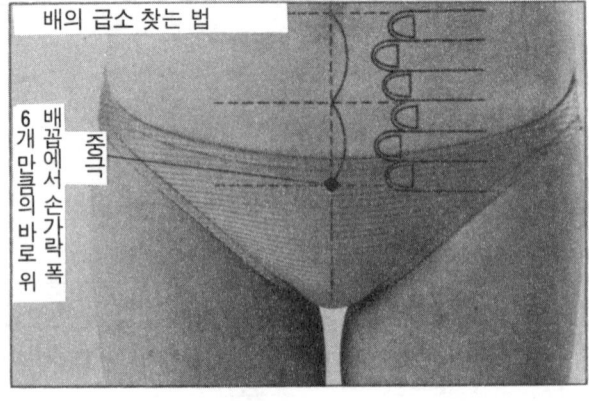
중극 — 배꼽에서 손가락 폭 6개 만큼의 바로 위

⑤ 걱정되는 정력감퇴 치료법

자극 요법으로 고친다

발기를 일으키는 2가지 자극 경로

 남성 성기에 발기를 가져오기 위한 자극 전달 경로에는 다음 2가지 방법이 있다. 첫째는 성기 등에 닿은 자극이 직접 뇌에 있는 성중추에 전달되고 그것이 또 선골 부위에 있는 발기 중추에 달하는 경로이다. 또 하나는 여성의 누드를 보거나 여성의 부드러운 살갗에 닿은 자극이 한번 대뇌 신피질(新皮質)이라는 고등한 정신 활동을 담당하는 장소에 보내지고, 다시 거기에서 분석된 뒤 성중추에서 발기 중추로 보내지는 경로이다.

 즉, 정력 감퇴를 개선하기 위해서는 이 두 가지 경로에 능숙하게 자극을 주는 것이 중요하다는 것이다.

 여기에서 소개하고 있는 방법을 아내가 해주면 두가지 경로 어딘가에 자극이 전달되게 된다. 몸에 닿은 자극은 직접 성중추로 보내질 뿐만 아니라 아내 손의 부드러운 감촉이나 헌신적인 태도는 대뇌를 경유하여 성중추에 전달되는 자극이 된다. 그 위에 급소 자극을 덧붙이면 신체 기능이 조정되고 또 효과가 배가 된다.

등에서부터 발 뒤쪽에 걸친 자극법

 우리들의 몸과 마음은 언제나 같은 자극이 가해지면 익숙해져 느낌이 둔해지는 경향이 있다. 여기에서는 자극법을 바꾸어 공을 사용한 방법을 소개하겠다.

 등과 허리 급소의 골프공 자극

자극할 것은 신유, 대장유, 팔료혈의 각 급소이다. **신유**는 허리선 높이로, 등 중앙에서 손가락 폭 2개 만큼의 바깥쪽. **대장유**는 신유에서 손가락 4개 폭 만큼 아래. **상료**는 대장유에서 손가락 폭 4개 만큼 아래의 높이로, 등 중앙에서부터 손가락 폭 1개 만큼의 바깥쪽. **차료**는 **상료**에서 손가락 폭 1개 만큼의 아래, **중료**는 거기에서 손가락 폭 1개 만큼 아래이고, **하료**는 거기서 다시 손가락 1개 폭 만큼 아래이다.

골프공을 각각의 급소 위치에 대고 위에 손바닥을 얹어 공을 굴려 자극을 가한다.

선골 두드리기

선골은 가운데 손가락 끝을 미저골(尾骶骨)에 두었을 때 손바닥에 닿는 부분(팔료혈이 위치한다). 주먹을 만들어 그 엄지쪽 면으로 두드린다.

은문과 승산의 공 자극

은문(殷門)은 대퇴의 뒷쪽으로, 발 뿌리와 무릎 뒤의 정중간. **승산(承山)**은 장딴지 중앙의 오목한 곳. 은문은 의자에 야구공을 놓고 그 위에 발을 얹어 공이 급소 위치에 닿도록 한 뒤, 손으로 무릎을 눌러 압력을 가한다. 승산의 경우에는 의자에 앉고 또 다른 의자를 그 앞에 두어 공을 얹는다. 발을 뻗어 승산의 위치에 대고 손으로 무릎을 지탱한다.

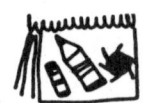

야구공을 사용하여 등에서부터 머리, 엉덩이 발 뒷쪽을 공으로 자극해 받는다.

• 좀더 효과를 올리는 자극법 •

골프공을 이용한 급소 자극

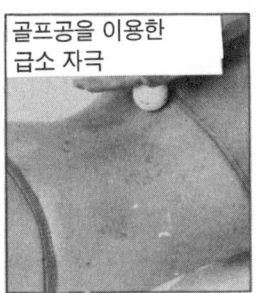

각각의 위치에 골프공을 대고 손바닥으로 굴리면서 자극을 가한다.

허리 급소 찾는 법

신유
허리선의 높이로 등 중앙에서 손가락 폭 2개 만큼의 바깥쪽.

대장유
신유에서 손가락 폭 4개 만큼 아래

상료
대장유에서 손가락 폭 4개 만큼 아래로 등 중앙에서 손가락 폭 1개 만큼 바깥쪽.

차료
상료에서 손가락 폭 1개 만큼 아래.

중료
차료에서 손가락 폭 1개 폭 만큼 아래.

하료
중료에서 손가락 폭 1개 만큼 아래.

팔료혈   선골

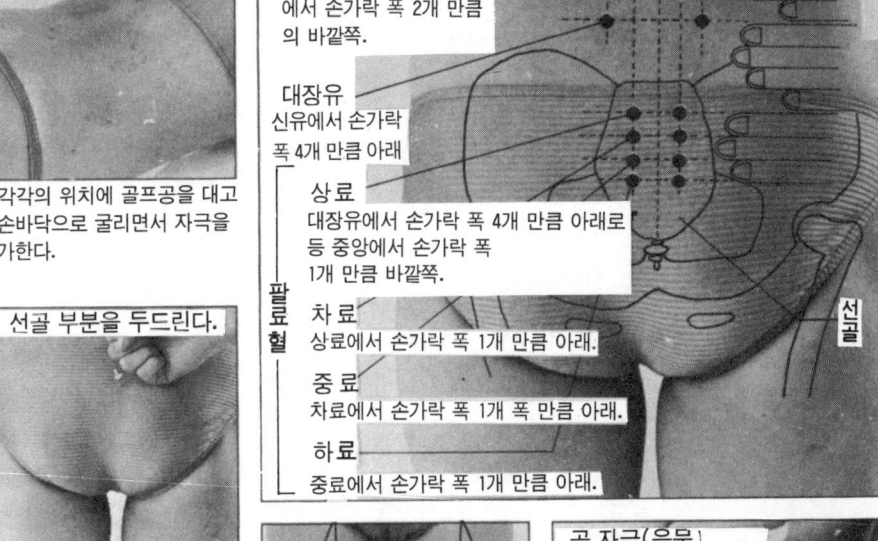

선골 부분을 두드린다.

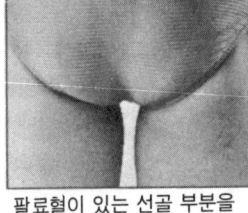

팔료혈이 있는 선골 부분을 주먹으로 두드린다.

발 급소 찾는 법

은문
대퇴 뒷쪽으로 발 뿌리와 무릎 뒤 한가운데.

승산
장딴지의 중앙에 있는 오목한 곳.

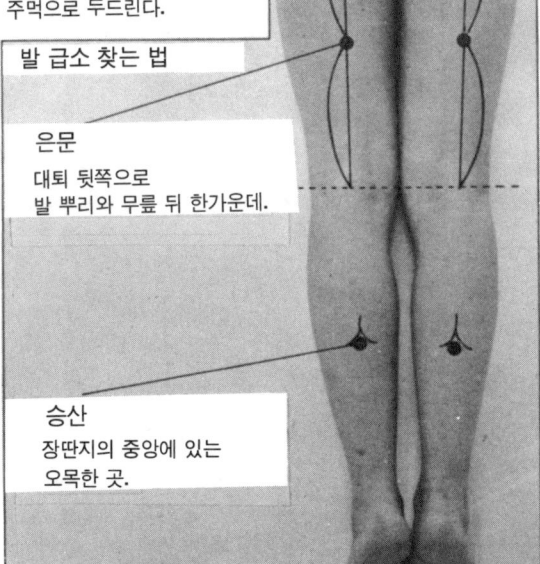

공 자극(은문)

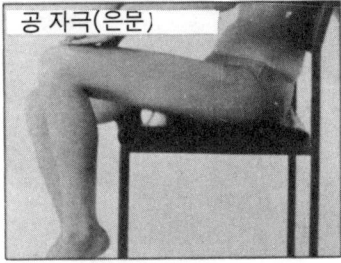

은문에 닿도록 의자 위에 공을 놓고 손으로 무릎을 눌러 압력을 가한다.

공 자극(승산)

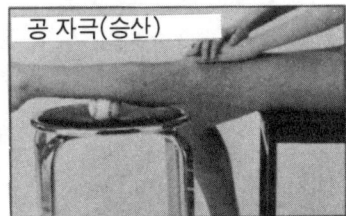

자신이 앉은 앞에 또 1개의 의자를 놓고 공을 얹는다. 그 위에 승산이 닿도록 발을 얹고 손으로 무릎을 눌러 압력을 가한다.

6 걱정되는 정력감퇴 치료법

식사로 고친다

영양 균형을 바로 잡는 것이 기본

정력 감퇴를 개선하기 위해서는 평범하지만 스트레스를 해소하고, 수면과 영양을 충분히 취한 뒤 영양의 균형이 잡힌 식생활을 하는 것이 중요하다.

특히 단백질은 근육이나 혈액의 재료가 되는 외에 몸의 작용을 높히는 효소나 호르몬, 정자를 만드는 데 빼놓을 수 없다. 탄수화물(당질)은 중요한 에네르기원이고 지방도 에네르기원이 되는 것 이외에 성호르몬을 만드는 재료도 된다. 이 밖에 비타민과 미네랄은 몸의 작용을 원활하게 하고 에네르기나 호르몬, 정액 등을 만드는 재료가 되기도 하고, 그를 돕는 중요한 작용을 갖고 있다.

이런 영양의 균형이 잡힌 식사를 기본적으로 섭취한 뒤에 이하의 성기능과 관계 깊은 영양소를 섭취하면 정력 감퇴의 개선에 도움이 된다.

성능력을 증진시키는 비타민 E와 A

섹스와 관계 깊은 비타민으로 우선 들 수 있는 것이 비타민 E이다. 비타민 E를 미국에서는 '섹스 비타민'이라든가 '회춘 비타민'이라고도 하며, 강정제(强精劑) 등에도 배합되어 있다. 본래 결핍되면 불임이 된다는 것에서부터 발견된 비타민으로, 혈관의 상처를 회복시키기도 하고 호르몬의 작용을 조정하는 작용이 있는 것 외에 정자를 만들어내는 데에도 중요한 역할을 하여 정자가 적은 남성의 치료로 쓰인다.

이외에도 중요한 것은 비타민 A, 레시틴(인지질), 불포화 지방산, r

리놀렌산 등이다. 남성의 고환에는 비타민 A가 많이 있고, 이것은 정자가 만들어지는 일을 돕고 있다. 또한 최근 연구에 의하면 비타민A에는 항스트레스 작용이 있다는 것이 알려졌다. 뇌의 6할은 인지질이고, 불포화지방산은 동맥 경화를 방지한다.

섹스 미네랄이라고 일컬어지는 아연

미네랄인 아연이 우리들 체내에 가장 많이 포함되어 있는 것은 정액(精液)과 그 정액의 대부분을 만들고 있는 전립선(前立腺)이다. 아연이 결핍되면 결함정자(缺陷精子)가 늘어 불임증이 된다고 알려져 있다.

아연을 많이 포함하고 있는 조개, 깨, 치즈, 대합, 우유, 등은 모두 옛날부터 정력을 만드는 식품으로써 알려져 온 것으로, 아연의 작용과 관계과 있다고 생각할 수 있다.

이런 식품과 함께 옛날부터 강정식품이라고 불려온 장어, 계란, 피너츠, 마늘, 미나리 등도 식탁에 잘 올리면 좋을 것이다.

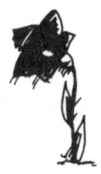

> 비타민E · A, 아연은 정력감퇴를 증진시키는 3대 영양소이다.

⑦ 걱정되는 정력감퇴 치료법

특효 식품으로 고친다

동물 실험으로 식품의 효과가 실제로 증명되었다

불로 장생의 약과 함께 정력 감퇴에 효과가 있는 약이나 식품은 동서양을 막론하고 옛날부터 계속 찾아지고 있다. 이중에서 동물 실험 등으로 효과가 확인된 것을 몇가지 소개하겠다.

인삼

여러 가지 한방약에 쓰이고 있는 만능약으로, 강장강정 작용(強壯強精作用)이 있는 것과 함께 다른 과학적인 연구가 서서히 밝혀지고 있다. 쥐를 사용한 동물 실험에서는 교미기(交尾期)가 길어지고 성호르몬과 비슷한 성분이 포함되어 있다는 것도 분명해졌다. 말린 것을 요리에 사용하기도 하고 인삼주를 만들어도 좋을 것이다. 인삼주나 엑기스로 시판되고 있다.

삼지 구엽초

어떤 대학 연구에 의하면 남성에게는 상당한 효과가 있었으나 여성에게는 전혀 효과가 없는 것 같다. 말린 생약은 한방약, 묘목은 원예점에서도 팔고 있다. 말린 줄기를 쓰거나 술로 담그어 사용해도 좋을 것이다.

구기자

말린 것이다. 쥐를 사용한 실험으로 생식기가 발달하고 성행동도 왕성해지는 결과를 얻고 있다. 분말을 하루에 6~8g 복용하든가 시판되고 있는 구기주를 마셔도 좋을 것이다.

녹용

매년생(每年生) 사슴의 뿔을 녹용이라고 하며, 옛날부터 약용으로 쓰여 왔다.

피로 회복, 자양강장(滋養强壯), 강정작용이 있다고 일컬어지고 있는데, 그 주역이 되는 것은 판트코린이라는 성분이라며, 현대 의학의 약으로도 쓰이고 있다. 녹용과 인삼으로 만든 삼녹주(蔘鹿酒)가 시판되고 있다.

이 외에도 소나 돼지의 신장, 검은 콩, 마늘, 깨 등도 정력 증강에 효과가 있다는 것이 판명되어 있다.

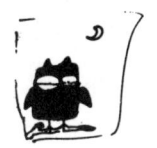

강정 효과가 있는 인삼, 삼지 구엽초, 구기자, 녹용 등의 약주를 마신다.

8 걱정되는 정력감퇴 치료법

한방약으로 고친다

체질에 맞으면 매우 좋은 효과

한방약에는 정력 증강에 효과가 있는 약이 여러 가지 있다. 그러므로 한방약은 자신의 몸에 맞는 것을 선택하면 매우 효과가 있다. 정력 감퇴 중에는 장기(臟器)의 피로로 오는 경우가 있는데, 그것을 개선하면 정력도 저절로 회복되기 때문이다.

팔미지황환(八味地黃丸 : 팔미환, 신기환)

중고령의 보건약으로서 유명하다. 정력이 감퇴되었다, 뇨가 자주 마렵다, 뇨가 잘 나오지 않는다, 야간 배뇨 횟수가 많다, 실금(失禁) 등 성기나 비뇨기 쇠약, 그 외에 냉증, 하반신의 무력감, 발 허리가 약한 증상 등이 있는 사람에게 쓰인다. 위장이 약한 사람, 설사 경향이 있는 사람에게는 적합치 않다.

육미지황환(六味地黃丸 : 육미환)

팔미환과 마찬가지로 성기나 비뇨기의 쇠약, 하반신의 무력감이나 쇠약이 있고, 입이 건조하며 찬 음식을 즐기고 냉증인 경우에 적합하다. 위장이 약한 사람에게는 맞지 않는 경우가 있다.

보중익기탕(補中益氣湯)

체력이 쇠약하고 몸이 나른하며, 식후 졸리고 식욕이 없을 때 등에 이용한다. 특히 위장이 약하거나 피로하기 때문에 영양을 충분을 섭취하지 못하고 정력도 쇠약한 경우에 적합하다.

십전대보탕(十全大補湯)

기력과 체력이 모두 쇠하고 빈혈 경향이 있는 사람이 이용한다. 식욕이 없고 설사를 할 때는 적합하지 않다.

해마보신환(海馬補腎丸)

중국에서 사용하고 있는 약(중성약:中成藥)이다. 해마, 녹용, 구기자, 인삼 등 정력 보강 작용이 있는 약을 배합하며, 남성은 정력 감퇴, 여성은 생리 불순에 효과가 있다고 일컬어진다.

발, 허리의 통증, 냉증, 나른함 갱년기 장해 등의 치료에도 쓰인다.

삼변환(三鞭丸)

해구(海狗), 매화녹(梅花鹿), 광구(廣狗)의 페스니와 고환을 주제(主劑)로 녹용, 해마, 구기자, 삼지 구엽초, 산약 등 몸의 작용을 보충하는 약 38종으로 만들어지는 약이다. 생식기의 작용을 개선하는 작용이 강하고 요통, 발, 허리의 나른함, 냉증에도 효과가 있다.

시호가룡골모려탕(柴胡加龍骨牡蠣湯) 또는 계지가룡골모려탕(桂枝加龍牡蠣湯)

신경질적이고 잘 놀래며 흥분을 잘 하고 불면을 호소하는 등 신경 피로로 오는 정력 감퇴에 사용한다. 체력이 중간 정도 이상에는 시호가룡골모려탕, 체력이 약한 사람에게는 가지가룡골모려탕이 적합하다.

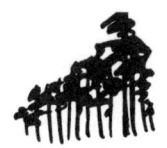

> 허리 피로, 정신 피로 등 피로가 원인인 정력감퇴에는 한방약이 효과적이다.

1 증상별·남성 성기능을 높이는 법

선뜻 내키지 않을 때

무드 만들기가 선결

성욕이 일어나지 않을 때는 직접적인 자극을 시험하기 전에 소위 무드를 만드는 것이 중요하다. 발기를 가져오는 자극의 경로는 두 가지가 있다고 전술했는데, 여기에서는 그중 대뇌를 통하여 성중추에서부터 발기 중추에 자극을 주는 방법을 소개하겠다.

① 방을 적당한 밝기로 한다. ② 무드 있는 음악을 튼다. ③ 향수를 바른다. 비누 향기로 성욕을 자극한다. ④ 눈을 감고 에로틱한 환상을 그린다 ⑤ 성적인 대화를 즐긴다 ⑥ 침실을 부드럽고 따뜻한 색으로 하고 자극적인 색채를(보라 등) 능숙하게 배열한다. ⑦ 침구나 의복도 평소와는 색다르게 해 본다.

이런 무드 만들기를 한 뒤, 아내가 다음의 급소 자극을 한다. 성중추로의 직접적인 자극이 되는 것과 함께 신체 기능을 높혀 피로를 회복시키고 그 마음이 생기는 효과도 있을 것이다.

간유, 비유, 위유의 지압

간유는 견갈골의 하단을 잇는 선에서부터 손가락 폭 3개 만큼 아래 높이. 비유는 간유에서 손가락 폭 3개 만큼의 아래 위유는 간유에서 손가락 폭 4개 만큼 아래에 있다. 엎드리고 아내는 그 옆에 앉아 급소에 엄지를 대고 엄지에 체중을 실어 지압한다.

팔료혈 지압

파례혈이란 상료(벨트를 지탱하는 요골을 연결하는 선상으로 등 중앙에서부터 손가락 1개 폭 만큼 바깥쪽), **차료**(상료에서 손가락 폭 1개 만큼 아래) **중료**(차료에서 손가락 폭 1개 만큼 아래), **하료**(중료에서 손가락 폭 1개 만큼 아래)의 네 군데 급소. 간유 등과 마찬가지 방법으로 지압한다.

발의 오리 지압

발의 오리는 대퇴 안쪽으로 발 뿌리에서부터 손가락 4개 폭 만큼 무릎 가까이로 단단한 근육 바로 아래. 누워 대퇴의 안쪽을 위로 향하도록 발을 벌리고, 아내는 그 발 사이에서 엄지로 지압한다. 음낭과 항문의 중간 급소인 **회음(會陰)**을 가볍게 쓸면 보다 효과적이다.

골프공의 급소 자극

이상의 급소에 골프공을 놓고 손바닥으로 굴리는 것도 좋을 것이다.

중극, 곡골의 마사지

곡골(曲骨)은 배꼽 바로 아래 치골결합(恥骨結合) 바로 위며, **중극**은 곡골에서 엄지 폭 1개 만큼 위이다. 눕고 아내는 그 옆에 앉아 엄지를 제외한 4개의 손가락 배로 급소 주변에 나선을 그리면서 가볍게 마사지 한다.

음낭의 피부를 잡고 가능한 당겼다 놓기를 반복하기도 하고, 음낭 뿌리를 손가락 끝으로 마사지 하는 것도 효과적이다.

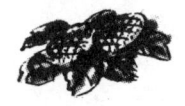

선뜻 내키지 않을 때는 등의 급소와 하복부를 가볍게 쓸어준다

• 그런 기분을 일으키게 하는 자극법 •

지압법(간유)

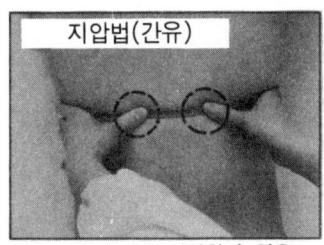

등의 급소는 스스로 지압할 수 없으므로 아내에게 지압해 받자. 지압을 받는 사람은 엎드리고 아내는 그 옆에 앉아 급소에 양손의 엄지를 대고 엄지에 체중을 실어 자연스럽게 압력을 가한다.

등의 급소 찾는 법

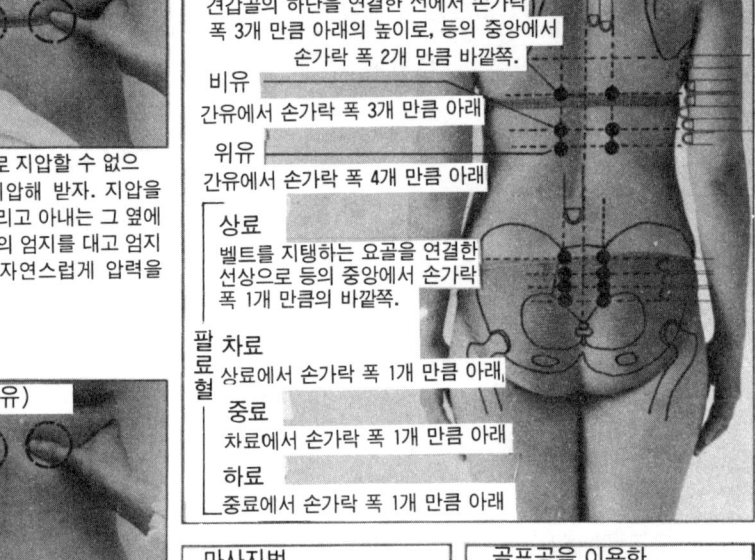

간유
견갑골의 하단을 연결한 선에서 손가락 폭 3개 만큼 아래의 높이로, 등의 중앙에서 손가락 폭 2개 만큼 바깥쪽.

비유
간유에서 손가락 폭 3개 만큼 아래

위유
간유에서 손가락 폭 4개 만큼 아래

상료
벨트를 지탱하는 요골을 연결한 선상으로 등의 중앙에서 손가락 폭 1개 만큼의 바깥쪽.

팔료혈 차료
상료에서 손가락 폭 1개 만큼 아래.

중료
차료에서 손가락 폭 1개 만큼 아래

하료
중료에서 손가락 폭 1개 만큼 아래

지압법(비유)

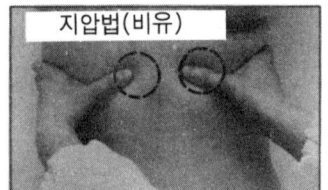

간유와 마찬가지로 엄지에 체중을 실어 압력을 가한다.

지압법(위유)

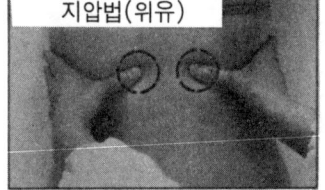

간유와 마찬가지로 엄지에 체중을 실어 압력을 가한다.

마사지법 (아내가 해 줄 때)

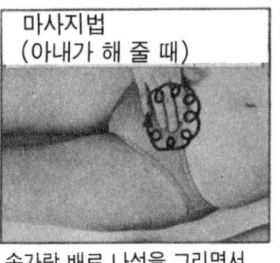

손가락 배로 나선을 그리면서 배의 급소를 가볍게 마사지한다.

골프공을 이용한 등의 급소 자극

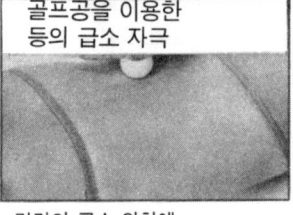

각각의 급소 위치에 골프공을 놓고 손바닥으로 굴리면서 자극을 가한다.

지압방법 (팔료혈 사진은 차료)

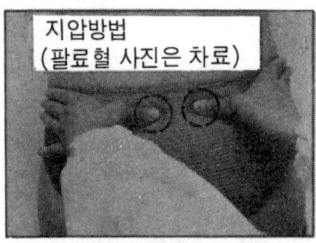

체중을 실어 다소 강하게 누른다.
상료 차료 중료 하료로 위에서 아래로 순서대로 지압해 간다.

배의 급소 찾는 법

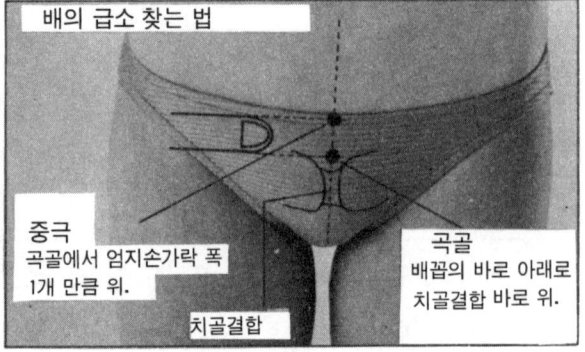

중극
곡골에서 엄지손가락 폭 1개 만큼 위.

곡골
배꼽의 바로 아래로 치골결합 바로 위.

치골결합

② 증상별·남성 성기능을 높이는 법

발기력, 지속력이 불충분할 때

발기력이 불충분할 때는 이렇게 한다

발기력이 충분치 않은 것은 육체적인 쇠약이나 정신적인 피로 때문에 성기능이 저하되어 있다는 증거이다. 함부로 성기를 자극하고 비벼서는 안되며, 이런 때야 말로 적절한 급소 자극을 하여 성기능을 활성화하고 발기력도 회복시켜야 한다.

안쪽 넓적다리 두드리기

웅크린 자세에서 다리를 벌리고 양손으로 주먹을 만들어 새끼 손가락 쪽으로 내지(발의 오리와 음육천 사이)를 자연스럽게 두드린다. 발의 오리(五里)는 대퇴부의 안쪽으로, 발 뿌리에서부터 손가락 4개 폭 만큼의 무릎 가까이로 단단한 근육 바로 아래. 음릉천(陰陵泉)은 경골 뒤 가장자리를 거슬러 올라가 뼈가 튀어나온 곳. 모든 급소가 호르몬 분비를 증진하는 작용이 있다. 다리를 벌리는 것 자체가 성기 주변의 혈액순환을 좋게 하고 발기력을 강화하는 효과가 있다.

선골의 주먹 두드리기

선골은 가운데 손가락 끝을 미저골(尾骶骨)에 두었을 때 손바닥이 닿는 부분. 주먹을 만들어 그 엄지쪽으로 두들긴다. 성기(性器)를 지배하는 신경총(神經叢)이나 발기 중추가 자극된다.

중극, 곡골의 마사지

곡골(曲骨)은 배꼽 바로 아래, 치골결합 바로 위며, 중극(中極)은 곡골에서 엄지 폭 1개 만큼 위이다. 엄지를 제외한 4개의 손가락 배로 나선을 그리면서 이 주변을 마사지한다.

지속력이 없을 때는 이렇게 한다.

성교 도중에 발기력이 약해졌을 때는 다음과 같은 자극을 행하면 스태미너를 회복하고 지속이 가능해진다.

발가락을 겹친다

엄지발가락을 둘째발가락 위에 겹치고 엄지발가락으로 누른다.

발가락 선단의 자극

10개의 발가락 선단에 **십선(十宣)**이라는 급소가 있다. 기는 자세로 발끝을 세우고 바닥으로 발가락 끝을 자극한다.

소충의 자극

소충(少衝)은 손의 새끼손가락 손톱의 약지쪽 뿌리. 반대손의 엄지와 인지로 끼워 엄지 손톱으로 누른다. 뇌에 작용하여 신경의 피로를 회복시키고 성기능의 저하를 개선하는 효과가 있다.

한편 조루 기미로 오래 지속하지 못할 때 다음과 같은 자극을 실시하면 효과가 있다.

손가락의 자극

손가락의 급소인 **소충(少衝), 중충(中衝), 상양(商陽)**은 손의 엄지 손톱으로 누른다. 신경의 흥분을 가라앉히고 지나친 성적 흥분을 억제하여 조루를 방지할 수 있다.

이 외에 도중에 찬 물을 마시거나 고추 등의 자극물을 소량 먹는다. 숨을 멈춘다든지 하는 것 등도 효과적이다.

발기력이 부족할 때는 안쪽 넓적다리를, 지속력이 없을 때는 손발의 끝을 자극한다.

• 발기력을 높이는 자극법 •

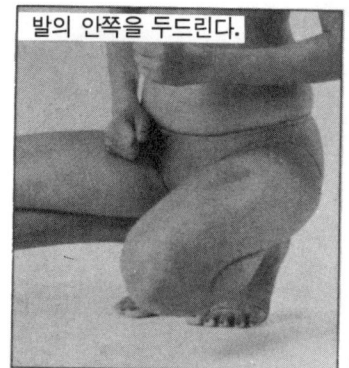

발의 안쪽을 두드린다.

가볍게 쥔 주먹의 새끼손가락 쪽으로 안쪽 넓적다리를 자연스럽게 두드린다.

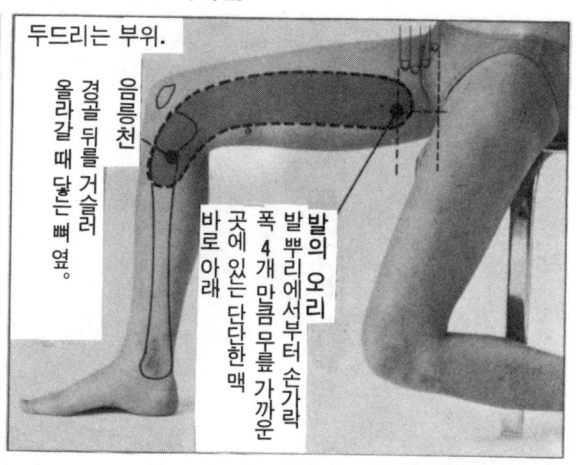

두드리는 부위.

음릉천: 경골 뒤를 거슬러 올라갈 때 닿는 뼈 옆.

발의 오리: 발 뿌리에서부터 손가락 폭 4개 만큼 무릎 가까운 곳에 있는 단단한 맥 바로 아래

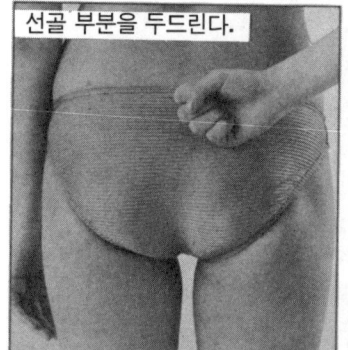

선골 부분을 두드린다.

팔료혈이 있는 선골 부분을 주먹으로 두드린다.

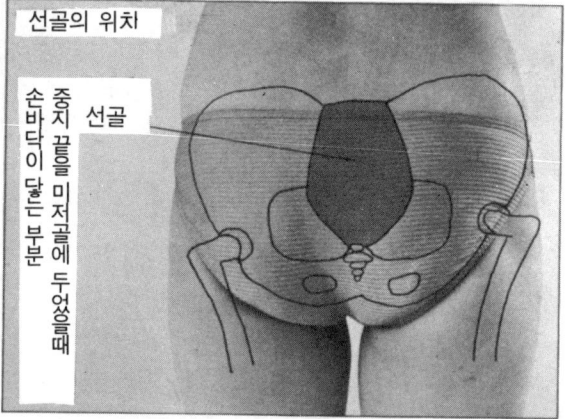

선골의 위치

중지 끝을 미저골에 두었을때 손바닥이 닿는 부분

선골

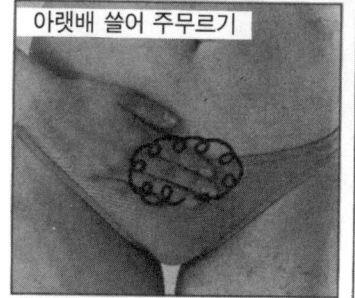

아랫배 쓸어 주무르기

중극, 극골의 급소 주변을 4개의 손가락의 배로 옆으로 길게 타원형으로 가볍게 쓸어 주무른다.

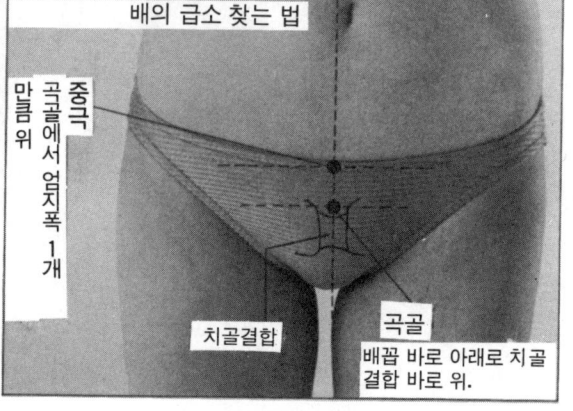

배의 급소 찾는 법

중극: 곡골에서 엄지폭 1개 만큼 위

치골결합

곡골: 배꼽 바로 아래로 치골결합 바로 위.

•지속력을 내게 하는 자극법•

발의 급소 찾는 법
십선 — 좌우 발의 발가락 선단 10개 각

발가락의 자극
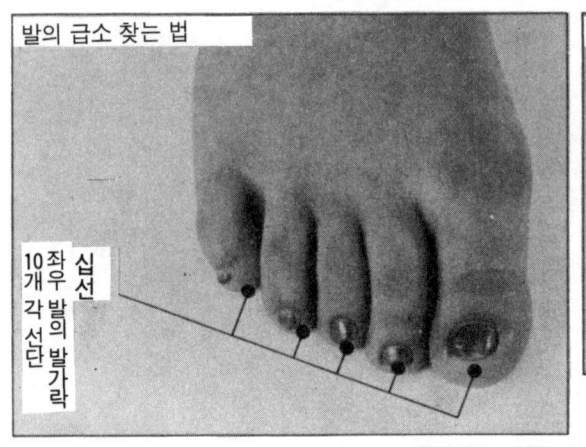
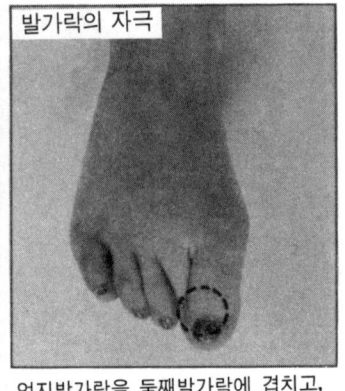
엄지발가락을 둘째발가락에 겹치고, 엄지발가락으로 누른다.

자극방법(상양)
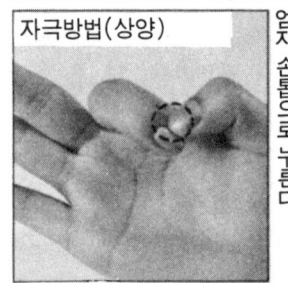
엄지 손톱으로 누른다

자극방법(십선)
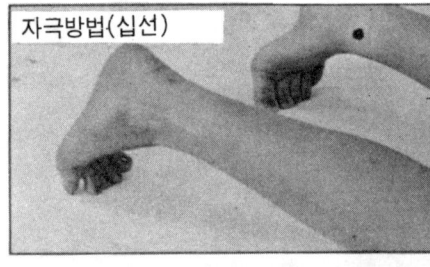
기는 자세로 발끝을 세워 각각의 발가락 끝을 자극한다.

자극방법(중충)
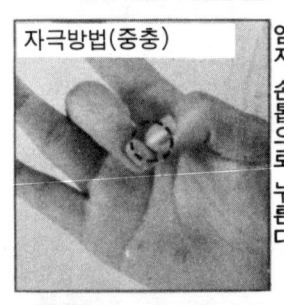
엄지 손톱으로 누른다

자극방법(소충)
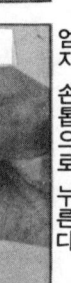
엄지 손톱으로 누른다

손의 급소 찾는 법
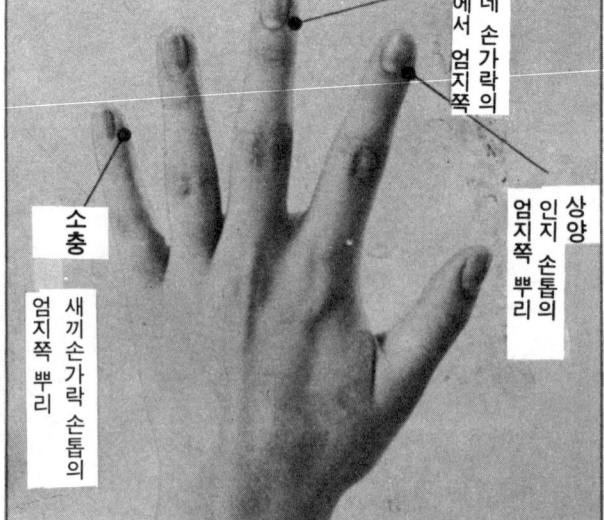

중충 — 가운데 손가락 손톱 뿌리에서 엄지쪽

상양 — 인지 엄지쪽 손톱의 뿌리

소충 — 새끼손가락 손톱의 엄지쪽 뿌리

피로를 모르는 강한 체질을 만들기 위한
이론편

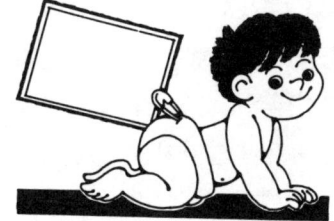

① 이것만은 알아두자

피로, 나른함이 당신을 엄습하는 메카니즘

육체 피로는 줄었는데

시대와 함께 육체 노동이 시대와 함께 급속히 줄어듦에 따라 육체 피로도 점차 적어졌다. 직장에서는 OA화가 진행되어 힘으로 하는 일이 크게 줄었다. 교통 기관의 발달로 걷거나 달리거나 계단을 오르내리는 일 등 다리를 사용할 기회도 별로 없고, 가정에서도 전기제품의 보급으로 가사 노동이 줄어들게 되었다.

그러나 그렇다고 해서 육체 노동이 없어진 것은 아니다. 가끔 무거운 물건을 들기로 하고 장거리를 걷거나 하면 갑자기 쉬고 있던 근육들이 아파지며 전신의 피로를 느끼기 시작한다. 또 몸을 사용할 기회가 적어진 탓으로 조금만 작업을 해도 피로를 느끼는 경향을 볼 수 있다. 그러나 이런 근육 피로는 목욕을 하거나 천천히 쉬면 다음날은 괜찮아지므로 비교적 회복되기 쉬운 피로라고 할 수 있다.

경험하지 못했던 육체 피로가 늘었다

그런데 그 반면 직장의 기계화나 OA의 도입에 의해 새로운 타입의 육체 피로가 갑자기 늘었다. 오퍼레이터나 키펀쳐와 같이 손만을 사용하는 사람에게 국소적인 근육 피로가 일어나고 있는 것이다. 또 장시간 디스플레이를 보고 있기 때문에 눈의 피로를 호소하는 사람도 요즘 많이 늘었다.

사무직이 늘어난 탓으로 장시간 같은 자세를 취하고 있어야 하고 자세를 유지하는 근육의 피로도 눈에 띄게 늘었다. 이런 종류의 피로는 근육이 긴장을 지속하기 때문에 일어나는 것으로, 자세가 나쁘면 피로가 한층 더 조장된다. 어깨나 목의 근육 결림, 요통 등이 일어나는 타입의 피로이므로 이런 증상이 있으면 작업중의 자세나 걸을 때의 자세를 체크해 보는 것도 중요하다.

계속 늘어나고 있는 정신 피로

한편 육체 피로 대신 증가를 보이고 있는 것이 정신 피로이다.

기계화나 OA화의 파도가 직장에 스며들어 새로운 기술을 습득하기도 하고, 기계 조작을 다른 사람에게 처지지 않도록 마스터해야 하는 등, 마음을 늦출 수가 없다.

직장에서의 출세 경쟁, 상사·동료·부하 라는 인간 관계, 일이 생각대로 추진되지 않는 등 여러 가지가 스트레스가 되어 정신 피로를 일으킨다. 가정으로 돌아가면 자식의 교육이나 진학 문제, 돈 문제 등 아내로부터의 요구도 적지 않은데, 이것 역시 스트레스이다.

이런 스트레스에 의해 생기는 정신 피로는 정신면 만이 아니라 육체 노동도 일으킨다. 정신적으로 긴장되어 있으면 몸쪽도 말 그대로 근육 긴장이 계속되고 피로가 쌓여 버리는 것이다. 또 불안이나 불만, 분노, 슬픔 등이 있으면 몸의 활동이 저하되고, 신진대사도 충분히 일어나지 않게 되므로 전신적인 피로도 높아진다.

자연의 리듬을 깨는 데서부터 피로는 시작된다

우리의 조상들은 해가 뜰 때 일어나 움직이고 해가 지는 것과 함께 침상에 들어 쉬는 생활을 반복했다. 오랜 세월에 걸쳐 이 습관을 반복해 왔기 때문에 몸도 낮에는 활동적인 상태가 유지되고, 밤에는 휴식 상태가 되어 피로를 회복시키고 다음 날 아침을 위해 활력을 비축하는 것을 자동적으로 조절했다.

이 신체활동 리듬은 하루 아침에 변화되는 것이 아니다. 일년으로 조정되어 있다. 여성의 경우에는 약 1개월 정도로 반복되는 성주기(性周期)의 리듬도 있다. 또 현대인의 생활은 1주일 단위로 구분되어 있으므로 하루 하루 조금씩 쌓인 피로를 주말의 휴일에 회복하는 리듬도 있는 것이다.

그러나 문명의 진보 아래에서 우리들이 오랫동안 지녀온 자연의 리듬이 크게 깨지기 시작하고 있다. 조명을 자유로이 조절할 수 있게 됨으로써 밤의 생활 시간이 길어지게 되고, 또 그 때문에 아침 활동을 시작하는 시간이 늦어졌다. 냉난방의 보급으로 기온의 변화에 대한 몸의 대응도 복잡해지고 있다. 식사 시간의 불규칙도 신체 리듬의 혼돈을 가져왔으며, 일에 따라서는 낮과 밤이 바뀐 생활을 해야 하는 사람도 많이 생겼다.

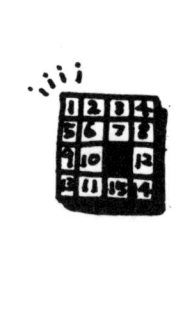

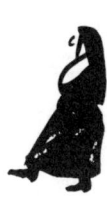

이런 인간의 신체 리듬을 어지럽히는 생활은 피로를 가져오는 큰 원인의 하나가 되었다. 이것은 신체 리듬을 조절하고 있는 자율신경의 작용이나 호르몬 분비에 무리를 가하고 있기 때문이다.

그렇다고는 해도 인간의 몸은 훌륭하게 만들어져 있어서 생활 리듬이 변화되면 몸이 그에 대응하며, 자율신경과 호르몬도 새로운 리듬을 만들어 내준다. 그리고 이 새로운 리듬에 맞추어 생활을 하면 되는 것인데, 그를 어지럽히는 생활을 계속하기 때문에 결과적으로 피로가 나타나는 것이다.

현대인에게 피로를 가져다 주는 원인을 다음에 열거해 보겠다.

피로를 가져다주는 4대 원인

① 과로와 수면 부족

피로는 말하자면 '몸의 활동 능력이 한도에 왔으니 휴식하라'라는 신호이다. 신호가 온 단계에서 휴식을 취하면 피로는 회복된다. 그러나 의지력으로 이 신호를 무시하기도 하고 일에 열중한 나머지 그 신호를 알아차리지 못하는 사람도 있다.

잔업, 잔업으로 매일 심야에 귀가하거나 집에서까지 일을 하거나, 통근 도중이나 귀가한 후에도 일이 머리에서 떠나지 않아서는 몸이 쉴 여유가 없다. 이러면 당연 피로도 쌓인다. 또한 마작이나 음주 등으로 휴식 시간을 줄이는 사람도 적지 않다.

주말의 휴일은 특히 이런 사람에게 있어서는 휴식을 취할 중요한 시간이다. 그것을 휴일 출근을 하거나, 가정 서비스로 무리를 하거나, 아르바이트를 하면 일주일 내내 휴식다운 휴식은 전혀 취하지 못하게 되는 것이다.

수면 또한 피로를 회복시키는 중요한 방법이다. 그런데 일이나 놀이 때문에 시간이 짧아져 피로를 충분히 회복시킬 수 없는 경우도 있다. 또 정신적으로 피로할 때는 신경이 날카롭고 좀처럼 잠이 오지 않으며, 숙면을 취하지 못하고 수면의 양이나 질이 부족해지는 경우도 있다. 수면 부족은 물론 피로를 가져오는 중요한 원인이다.

② 운동 부족

운동을 하면 근육을 움직이고 에네르기가 소비되기 때문에 몸이 피로하다. 그러나 적당한 운동은 반대로 피로 회복에 유효하다. 특히 어깨 결림이나 요통과 같이 근육 긴장을 지속한 탓으로 인한 피로는 운동으로 근육을 움직여 긴장을 풀어 주면 혈액의 흐름이 좋아지고, 노폐물이 제거되어 자연적으로 해소된다.

운동은 정신 피로의 개선에도 효과가 있다. 운동으로 근육 긴장이 풀리면 정신적인 긴장도 동시에 풀리는 것이기 때문이다. 또 운동에 의해 기분 전환을 할 수 있다는 효과도 놓칠 수 없다.

③ 영양의 불균형

우리들이 생명을 유지하고, 몸을 움직이거나 무엇인가를 생각하는 등 모든 활동의 근원이 되고 있는 것은 식사로 얻는 영양소이다. 이 영양소가 부족하면 당연 피로해지기 쉬워진다.

최근에는 식량도 풍부해져 에네르기 부족은 줄었으나 반면에 몸의 작용을 조절하는 비타민이나 미네랄 등의 부족이 때때로 눈에 띈다. 특히 알콜을 항상 많이 마시는 사람은 식사를 충분히 하지 않기 때문에 영양 편중이 생기는 경향이 있다. 반대로 영양을 너무 많이 섭취했을 때도 역시 피로의 원인이 된다. 즉, 지나치게 살이 쪄 피로한 것이다.

체중이 늘면 그만큼 무거운 짐을 지고 있는 것과 마찬가지이므로 아무래도 피로해지기 쉽다.

④ 몸의 병, 마음의 병

피로해지기 쉽다, 피로가 잘 풀리지 않는다 라는 증상이 있을 때는 병을 의심해 볼 필요가 있다. '피로, 나른함'은 여러 가지 병에 공통적으로 나타나는 증상이다. 이 점에 대해서는 다음 항에서 좀 더 상세하게 해설하겠다.

이와 같이 심신의 피로를 가져오는 원인은 우리들 주변에 끝없이 많이 있다. 우리들은 문명의 진보와 함께 피로를 더 많이 짊어지고 있는 것이다.

당신의 피로는 어디에 원인이 있는 것인가 잘 살펴보고 빨리 대처하도록 한다.

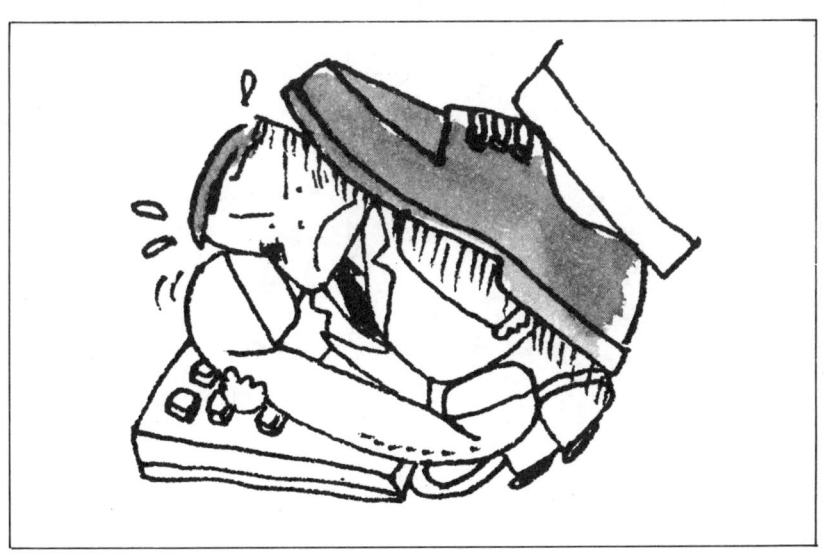

하루의 피로를 푸는 목욕법

● 몸을 담그는 것만으로도 얻을 수 있는 목욕의 5대 효용

목욕에는 다음과 같은 효용이 있다.
① 피부의 더러움을 없애고 피부 호흡을 왕성하게 한다.
② 전신의 혈액순환을 좋게 하고 내장 작용을 활발하게 하여 신진대사를 높인다.
③ 피로 물질의 분해를 촉진하고 배출을 빨리 시킨다.
④ 근육이나 관절을 부드럽게 한다.
⑤ 수축된 근육을 풀고 정신 긴장을 풀어 심신의 피로를 회복시키는 것 외에 수압(水壓)이나 부력(浮力), 온도 변화를 이용하여 여러 가지 효과를 얻을 수 있다.
단, 목욕 방법이 틀리면 역효과를 내고 오히려 몸이 피로해진다.

● 약간의 연구로 효과를 배증시킬 수 있다.

① 미지근한 물에 들어간다…뜨거운 물은 오히려 몸을 피로하게 한다. 40도 이내의 미지근한 물을 이용하면 부교감 신경의 작용이 우위가 되어 심신을 모두 쉬게 하고, 잠이 잘 오게 하는 효과도 기대할 수 있다.

② 탕에 들기가기 전에 물을 뿌려준다…미리 물의 온도에 익숙해 있으면 과민한 반응을 일으키지 않게 된다.

③ 목욕 중에 가벼운 운동을 한다…목욕을 하면 관절이나 근육이 부드러워지므로 손가락이나 발을 가볍게 움직이면 혈핵이 좋아져 피로가 회복된다.

④ 식후 곧 하는 목욕은 피한다…식후에 곧 목욕을 하면 혈액이 표면에 집중되므로 위장 작용이 저하되고, 피로 회복에 중요한 영양분의 소화 흡수가 방해된다.

⑤ 끝마칠 때는 발에 냉수를 끼얹는다…찬 자극을 약간 가할 뿐인데도 표면의 혈관이 수축되어 열의 발산이 적어지고, 언제나 몸이 쉽게 더워지기 않고 쉽게 차지지도 않는다. 단, 혈압이 높은 사람은 피한다.

② 이것만은 알아두자

병의 전조가 되는 위험한 피로감, 권태감이란

하룻밤 자면 풀리는 피로는 건강한 피로

하루가 지났을 때 심신에 피로를 느끼는 것은 당연하다. 목욕을 하고 식사를 한 후에 자고 나서 다음날 아침에는 상쾌해지면 충분히 건강한 상태라고 할 수 있다.

그러나 하룻밤 자고 나도 다음날 아침에 개운치 않고 피로가 남아 있어 몸이 나른하면 요주의 상태라고 할 수 있겠다. 특히 귀가해도 목욕할 기운이 없다, 식욕이 없고 먹어도 만족감이 없다, 가족과 대화를 나누기도 귀찮다, 신경이 날카롭고 잠자리가 불편하다는 경우가 되면 그것은 이미 상당히 중증(重症)이다. 피로가 극도에 달해 있거나 그 배후에 병이 숨어 있는 경우도 있을 수 있다. 이런 상태에 있다면 무슨 일이 있어도 우선은 휴식을 취한다. 건강하면 휴식을 취하는 것만으로도 피로가 풀릴 것이며, 그렇지 않을 때는 즉시 의사의 진찰을 받아야 한다.

아침에 깼을 때 기분이 상쾌하지 않더라도 이럴 때는 걱정 없다

단 아침에 깼을 때 기분이 상쾌하지 않더라도 본래 야형(夜型)인간이면 걱정할 필요가 없다. 이런 타입의 사람은 오전 중에는 나른하고 기운이 없지만, 점심 때가 지나면 조금씩 컨디션이 좋아지고 오후에서 저녁이 되면 좋은 상태가 된다.

다분히 체질적인 것이 영향을 미치고 있는 것으로, 야형성(夜型性)

사람은 가능한 범위에서 생활 시간을 늦추는 편이 오히려 피로가 적다. 단, 오후가 되거나 밤이 되어도 기운이 나지 않으면 병이 숨어 있을 가능성도 있다.

또 지나치게 자고 난 후에도 상쾌하지 않다.

장시간을 잤을 때는 신경의 작용이 자연스럽게 야형성에서 주간형으로 바뀌지 않아 기운이 날 때까지는 다소 시간이 필요하다.

피로, 나른함은 가장 많이 있는 병의 증상

한편 피로, 나른함이라는 증상은 병 때문에도 일어난다. 급성병, 만성병을 막론하고 피로감, 권태감은 모든 병에 가장 많이 나타나는 증상이다. 피로나 나른함을 경시할 수 없는 것은 그 때문이다. 그러나 견해를 달리 하면 병을 가장 빨리 알 수 있는 중요한 신호가 되는 것이다.

피로, 나른함을 호소하는 병 중에서 여기에서는 특히 중년 이후의 사람들이 주의해야 할 성인병이나 만성병에 대해 간단하게 설명해 보겠다.

정신의 피로, 나른함을 가져오는 병

① 간장병

급성 간염이나 만성 간염이 악화된 때에는 강한 피로감, 나른함이 나타나고 식욕도 없어진다. 간장은 본래 여력(余力)이 있는 장기(臟器)이므로 상당한 장해가 아니면 증상이 나타나지 않는다. 그러므로 작은 증상이

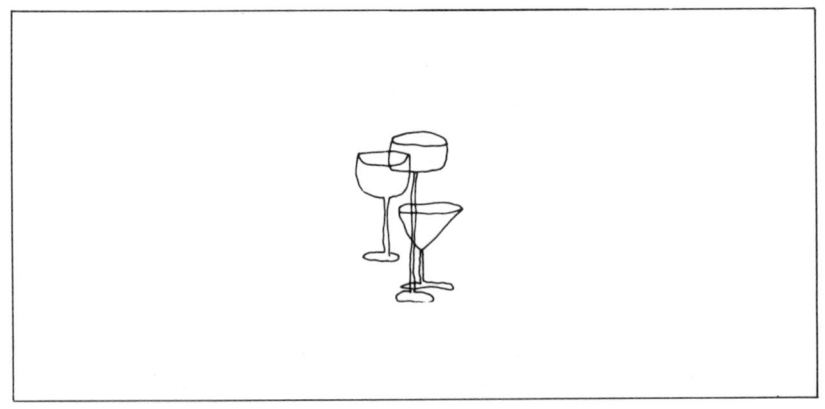

라고 해서 놓치지 않도록 한다. 피로하기 쉽다는 증상 외에 술을 마신 뒤 나른해진다거나, 오른쪽 늑골 아래에 잡히는 것이 있다거나 또는 압박이 느껴진다거나 하는 징후가 보이면 간장 피로를 생각할 필요가 있을 것이다.

② 당뇨병

비교적 뚱뚱하고 기운이 좋았던 사람이 갑자기 쉽게 피로해졌을 때 요주의이다. 특히 조부모나 양친, 형제 등 육친 중에 당뇨병 환자가 있으면 그 가능성이 높아진다. 목이 말라 많은 물을 마시고 뇨가 많이 나오며, 벌레에 물린 뒤, 화농(化膿)되기 쉽고 잘 낫지 않는 등의 증상이 있는 것 외에 병이 진행되면 먹어도 많이 마른다.

③ 빈혈

동계가 있고 숨이 가쁘며 현기증이 나는 증상이 있고, 안색이 창백하며 눈꺼풀을 뒤집어서 희게 보일 때는 빈혈이 의심된다.

빈혈을 일으키는 원인은 여러 가지가 있으나 대별해 보면 빈혈을 만드는 장기(臟器)의 병, 영양 부족, 혈액을 잃는 병이 있다는 3가지 원인을 생각할 수 있다.

원인을 분명히 하기 위해서는 전문적인 검사를 받아 둘 필요가 있다. 위궤양이나 암, 기생충 때문에 빈혈을 일으키는 경우가 있다.

여성은 자궁근종(子宮筋腫) 등으로 생리때 출혈이 많아져 빈혈에 걸리는 예도 적지 않다. 때로는 자궁암 등의 암이 숨어 있는 경우도 있으므로 주의가 필요하다.

④ 신장병

신장이 나쁘면 노폐물의 배출이 잘 되지 않기 때문에 피로해지기 쉽고 전신이 나른한 느낌이 든다.

또 육체의 수분 조절이 잘 되지 않아서 붓게 된다. 신장병일 때는 특히 얼굴이 잘 붓는데, 아침에 일어났을 때 눈꺼풀이나 얼굴이 부어 있으면 한번 검사를 받도록 하자.

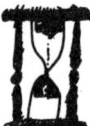

⑤ 갑상선병

갑상선의 작용이 이상하게 높아지는 갑상선 기능 항진증에 걸리면 동요가 일어나고 땀을 흘리게 되며, 맥박이 빨라지는 증상이 일어난다. 또한 신체 활동이 이상하게 활발해져 에네르기를 소비하게 되기 때문에 피로감이 생긴다. 반대로 작용이 저하되는 갑상선 기능 저하증은 체온이 내려가고 졸리며, 동작이나 말이 느려지는 증상과 함께 역시 몸이 나른하고 기운이 없어지는 증상을 볼 수 있다.

⑥ 결핵

미열이 있고 저녁이 되면 열이 높아진다. 식욕부진, 체중 감소, 빈혈 등의 증상도 동시에 볼 수 있다. 매우 적기는 하지만 아직도 결핵이 없어진 것은 아니므로 안심할 수는 없다.

⑦ 암

피로감, 권태감과 함께 식욕 부진, 빈혈, 체중 감소 등의 증상이 나타난다. 그러나 대부분의 경우, 초기의 단계에서는 증상이 없으므로 이런 증상이 있을 때는 어느 정도 진행되어 있음을 알 수 있다. 반드시 정기적으로 검진을 받는 것이 중요하다.

눈의 피로는 몸의 이런 이상으로도 일어난다

① 굴절 조절(屈折 調節)의 이상

노안(老眼)이 된 것을 알지 못하거나 알고 난 뒤에도 안경을 쓰지 않고 있는 경우가 많은 것 같다. 안경의 돗수가 맞지 않거나 조절이 나쁜 경우도 자주 있다.

② 녹내장

안구(眼球) 속의 압력이 높아져 시신경이 압박되고 격렬한 안통, 두통, 구역질 등을 일으키며, 놓아두면 실명(失明)에 이르는 무서운 병이다. 심한 증상이 급격히 진행되는 타입과 천천히 오는 타입이 있고, 천천히 오는 타입인 경우에는 초기에 왠지 눈이 아픈 증상이 있다. 녹내장은 갱년기 이후의 여성에게서 심신의 피로나 정신적 쇼크 때문에 일어나기도 한다.

③ 정신 피로

정신적으로 피로한 때도 눈의 피로나 고통을 호소하는 경우가 있다. 또 우울증이나 노이로제, 자율신경 실조증으로도 일어난다.

이 외에 결막염(結膜炎), 각막염(角膜炎), 사시(斜視) 등의 눈병이나 이상, 빈혈 등의 전신증도 눈의 피로를 일으킨다. 책을 지나치게 읽거나 TV를 지나치게 보아도 물론 눈이 피로해진다.

손발의 피로, 나른함을 가져오는 의외의 병

① 동맥경화증

손발의 혈관에 동맥경화가 진행되어 혈액의 흐름이 나빠지면 손발이 피로하고 나른해진다. 그밖에 저림이나 붓는 느낌도 있다. 특히 발의 혈관에 동맥경화가 진행되면 간헐성파행(間歇性跛行)이라는 독특한 증상이 나타난다. 얼마 동안 걸으면 한쪽 발이 아파지고 절룩거리거나 걸을 수 없으며, 조금 쉬면 다시 걸을 수 있게 되는 증상이다. 동맥경화 때문에 발의 혈액순환이 정체되면 발이 괴사(壞死)를 일으켜 절단해야 할 경우도 있다.

② 비타민 B_1 결핍증 (각기)

발이 나른하다, 무겁다, 저린다, 전신적으로 피로해지기 쉽다, 나른하다, 숨이 가쁘다 라는 증상이 있는 각기병이 완전히 없어졌는가 했는데 최근에 다시 보이기 시작했다.

비타민 B_1은 당분이 에네르기로써 사용될 때 소비된다. 어떤 학자의 보고에 의하면, 심한 운동을 하는 운동선수가 합숙 중에 빵이나 즉석 라면, 청량 음료 등 당질 식품 만으로 식사를 하면 각기병이 나타난다고 한다.

운동 선수 뿐만이 아니라 식생활이 불규칙한 젊은 사람 중에도 잠재적인 비타민 B_1 결핍증이 상당히 많이 보인다고 전문가들은 지적하고 있다.

비타민 B_1은 또 알콜을 분해·처리할 때도 소비되기 때문에 과음을 하는 사람에게도 비타민 B_1 결핍증이 보여진다. 장시간 많이 마시면 각기병 만이 아니라 베르니게뇌증이라는 병으로 뇌를 상해 결국엔 폐인이 되는 병에 걸리기도 한다.

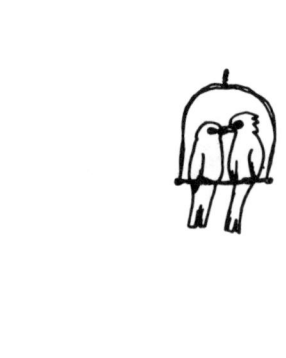

③ 이것만은 알아두자

인간은 왜 몸을 쉴 필요가 있는가

휴식을 취하면 왜 피로가 회복되는가

근육에는 2가지 종류의 운동이 있다. 걷거나 달리거나 물건을 던질 때 등에 근육을 신장시키거나 수축시키는 운동과, 짐을 계속 들고 있거나 같은 자세를 계속 유지하고 있어 근육의 수축을 지속하는 운동이다.

이중에서 근육을 신장시키거나 수축하는 운동은 상당한 에네르기를 소비한다. 그 때문에 격렬한 운동을 하거나 장시간에 걸쳐 운동을 계속하면 에네르기원이 되는 포도당이나 그를 연소시키는 산소, 도움을 주고 있는 비타민 등의 공급이 부족하게 된다. 또 근육에 젖산 등의 노폐물이 쌓여간다. 그 결과, 손발이 나른해지고 무거운 느낌이 들며 통증을 느낀다. 이것이 근육 피로이다.

이런 종류의 피로는 천천히 휴식을 취하여 근육을 쉬게 하면 곧 회복된다.

한편 근육의 수축을 지속하는 운동인 경우에는 에네르기를 그다지 소비하지 않는다. 그럼 그 만큼 피로한 정도도 적은가 하면 결코 그렇지는 않다. 어째서 그런가.

근육은 본래 펌프와 같은 작용을 하고 있다. 수축했을 때 혈액을 밀어내고 반대로 퍼졌을 때 혈액을 흡수하여 혈액 순환을 돕고 있는 것이다. 그런데 수축을 지속하는 운동을 하고 있으면 항상 혈액을 밀어내는 상황이 되어 빨아들이는 혈액이 불충분해진다.

이렇게 되면 신선한 산소와 영양분의 공급이 부족해지고 노폐물도 쌓인다. 게다가 노폐물의 자극에 의해 근육 수축이 더더욱 촉진된다는 악순환에 빠져 근육이 매우 긴장된 상태가 되며, 어깨 결림이나 요통 등을 일으키는 것이다.

전신 피로도 휴식을 취하면 회복된다

육체 노동이든 두뇌 노동이든 스포츠 등으로 인한 운동이든 우리들이 몸을 움직였을 때 전신의 근육이나 장기(臟器)는 에네르기나 영양소를 소비한다. 그에 동반하여 노폐물이 생기고, 이 에네르기나 영양은 주로 간장에서 만들어져 전신에 공급되며 불필요해진 것이나 노폐물은 간장이나 신장에서 처리되어 배출된다. 그러나 하루 종일 몸이 계속해서 움직이고 있으면 에네르기나 영양이 충분하게 도달되지 않는다. 노폐물도 처리하지 못하고 혈액 속에 쌓이게 된다. 전신 피로는 이렇게 해서 일어난다.

이런 피로도 휴식을 취하면 자연히 회복된다. 휴식하여 근육이나 장기의 에네르기의 소비를 줄이면 피로의 주된 원인이 되는 노폐물이 적어지고 충분히 처리되며 배출되기 때문이다.

만일 하룻밤 자고 나서도 피로가 회복되지 않으면 영양분을 받아들여 새로이 만들어 운반, 노폐물을 처리하는 그 어딘가에 고장이 있다고 생각해야만 한다.

대뇌의 피로가 가져오는 두 가지 증상

정신 피로 즉, 대뇌의 피로는 2가지로 나타난다. 하나는 일 등으로 질려 의욕이 나지 않거나 실수가 많아지고 졸려 견딜 수가 없다. 일하는 도중에 이런 증상이 일어나면 조금 쉬든가 잠시 눈을 붙이면 다시 회복된다.

또 한가지 증상은 초조함, 숙면을 취하지 못하는 증상이다. 대뇌가 피로한데도 불구하고 그 이상 일을 하면 대뇌의 흥분이 이상하게 높아지는 증상이 나타나는 것이다. 이 증상이 지속되면 뇌 중에서도 몸의 작용을 조절하고 있는 부분에 영향이 있고 고혈압, 심장병, 위장병, 자율신경실조증 등의 병이 일어나는 것 외에 대뇌의 피로가 극도에 달해 우울증이나 노이로제 등 마음의 병을 일으키는 경우도 있다.

일을 하는 중간에 다른 일을 넣으면 일이 효율적으로 진행되는 것은 어째서일까

대뇌의 피로에는 수면이나 휴식을 취하는 것도 좋지만 대뇌에 평소와는 다른 특별한 자극을 주는 것도 중요하다. 하나의 일에 걸려 능률이 떨어졌을 때는 손을 딱 멈추고 다른 종류의 일을 사이에 넣어 보는 것이다.

새로운 일을 시작할 때 대뇌는 넓은 범위를 사용하고 흥분의 레벨도 높은 일에 할당한다. 그러나 그 일에 익숙해지면 대뇌는 사용하는 범위를 좁히고 흥분의 레벨도 저하된다. 익숙해지면 그래도 일을 충분히 처리할 수 있다. 그러나 뇌의 작용 부분이 적어지고 흥분의 레벨도 내려가면 자극이 적어지기 때문에 싫증을 느끼게 되는 것이다. 졸음이 오는 것도 그 때문이다.

이와 같은 증상을 보일 때 어째서 다른 일을 시작하면 좋으냐 하면 그 이유는 새로운 자극이 가해지기 때문에 대뇌는 작용 범위를 넓히고 흥분의 도를 높히기 때문이다. 일단 흥분 레벨을 올려주면 다시 원래의 일을 해도 뇌의 활동이 높아져 있기 때문에 다시 능률은 올라가는 것이다.

레크레이션이 갖는 진짜 의미

한편 좀처럼 해결할 수 없는 문제를 잡고 있거나 계속해서 일을 하고 있을 때 대뇌는 끊임없이 흥분 레벨을 높이는 처리를 담당한다. 이런 상태가 계속되고 있으면 대뇌는 점차로 피로해지는데 비해 흥분은 이상하게 높아진 그대로이다.

이런 때도 다른 자극을 대뇌에 주는 것이 효과적이다.

인간의 대뇌는 오른쪽으로는 음악이나 추상적이고 직감적인 일을 이해하고, 왼쪽으로는 언어나 계산, 이론적인 생각을 하는 등 좌우 작용이 서로 다르다. 그 위에 더욱 상세하고 여러 가지 작용을 담당하는 영역으로 나뉘어져 있는 것이다. 그래도 일을 하거나 사고를 하고 대뇌가 흥분하고 있어도 대뇌 전체적으로 보면 극히 한정된 부분에 지나지 않는다. 이런 때 다른 부분에 자극을 주어 흥분시키면 본래 흥분해 있던 부분의 흥분을 가라앉힐 수가 있는 것이다.

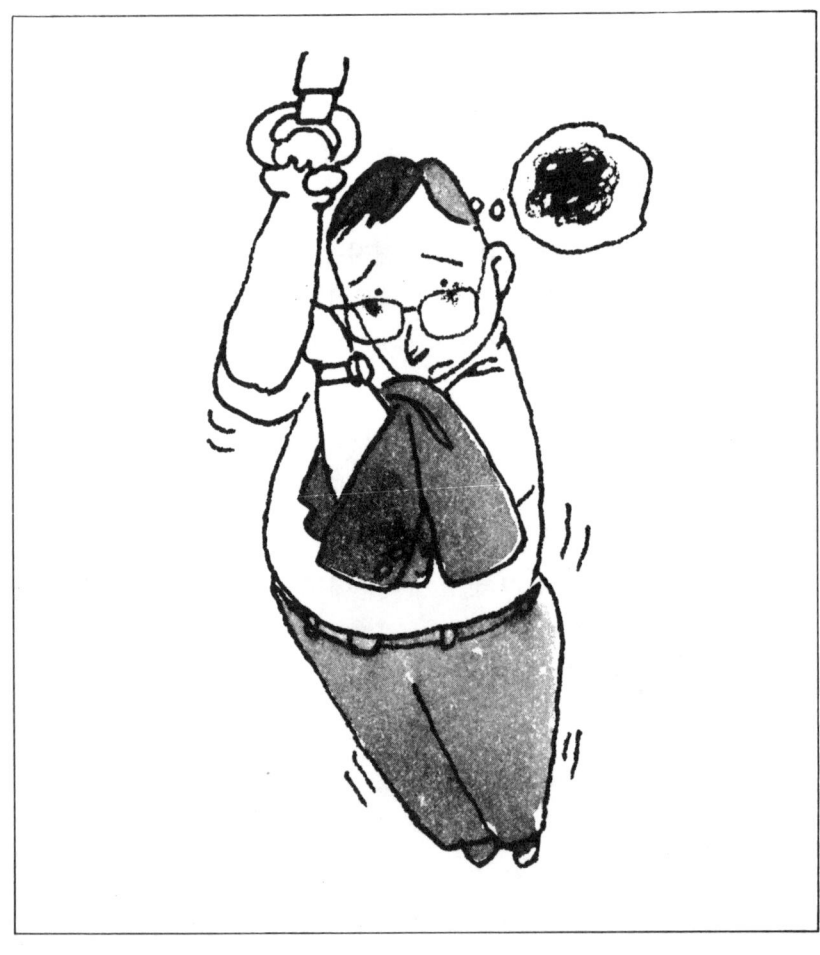

이런 일을 하는 사람은 이 방법으로 피로를 풀자.

• 사무일이 많은 사람

에너르기의 소비량은 적지만 가만히 똑같은 자세를 유지하고 있어야 하기 때문에 몸을 움직이지는 않지만 상당히 피곤하다.

근육을 긴장시킨 채 그대로의 상태로 오래 있으면 혈액순환이 나빠지고 어깨 결림이나 두통, 요통 등이 일어난다. 사무일을 계속하고 있는 사람은 가만히 쉬는 것 보다도 오히려 가벼운 체조 등을 하여 몸을 움직이고 혈액순환을 좋게 하는 편이 효과적이다. 일하는 동안에도 가벼운 체조를 하도록 하자. 휴일에도 옥외로 나가 스포츠나 하이킹 등으로 몸을 움직이자.

• 몸을 사용하는 일에 종사하고 있는 사람

피로를 느끼면 우선 쉴 것. 약간의 휴식으로도 피로는 상당히 많이 회복된다. 매일 목욕하고 충분한 수면을 취하자. 라디오나 TV, 레코드 등을 조용히 듣는 것도 좋은 방법이다.

• 드라이버

사무일 이상으로 근육이 긴장되므로 휴식 시간이 조금이라도 있으면 차에서 나와 가벼운 체조를 하여 근육의 긴장을 풀어 주자.

• 야간 근무가 있는 사람

자연의 리듬에 맞는 규칙적인 생활을 할 수 없으므로 특히 수면을 충분히 취하도록 노력하고 주변 사람도 조용히 해주며 방을 어둡게 하는 등의 배려를 해야 한다.

• 서서 일을 많이 하는 사람

하루 종일 계속 서서 일하는 사람은 발이 붓는 경향이 있다. 혈액이 발에 정체되기 때문이다. 이런 때는 가능한 발의 혈액순환을 개선하자. 휴식 때는 의자를 앞에 놓고 발을 높이 들거나 발 운동을 한다. 휴일에도 적당히 산책을 하거나 가벼운 스포츠 등으로 발을 사용하고 그 후 목욕으로 피로를 풀면 발의 피로 예방도 된다.

• 가정주부

단조로운 일의 반복으로 생활에 탄력을 느끼기 어려운 경향이 있다. 가능한 레크레이션을 하도록 하자. 취미를 갖고 봉사활동에 참가하는 것도 좋을 것이다.

리포트를 정리하느라 고생하여 언어 중추가 이상하게 흥분해 있을 때엔 음악을 들어 음악뇌 라고 불리우는 부분을 자극하거나 운동을 하여 운동야(運動野)라고 불리우는 부분을 자극하여 그 부분의 흥분을 높혀 주면 대조적으로 언어 중추의 흥분은 안정돼 가는 것이다.

그 결과, 초조함이 안정되고 사고가 잘 진척되며 불면도 해소되는 것이다. 대뇌에 다른 자극을 주는 것은 이상한 흥분을 가라앉히고 정신 피로를 회복시킬 뿐만 아니라 대뇌 전체의 활동 범위를 넓히고 활성화를 기한다. 즉, 기분이 상쾌해지는 것이다.

레크레이션이란 이와 같이 언제나 하고 있는 일과는 다른 자극을 주어 대뇌의 신선한 활성화를 기하는 방법 이외엔 없다.

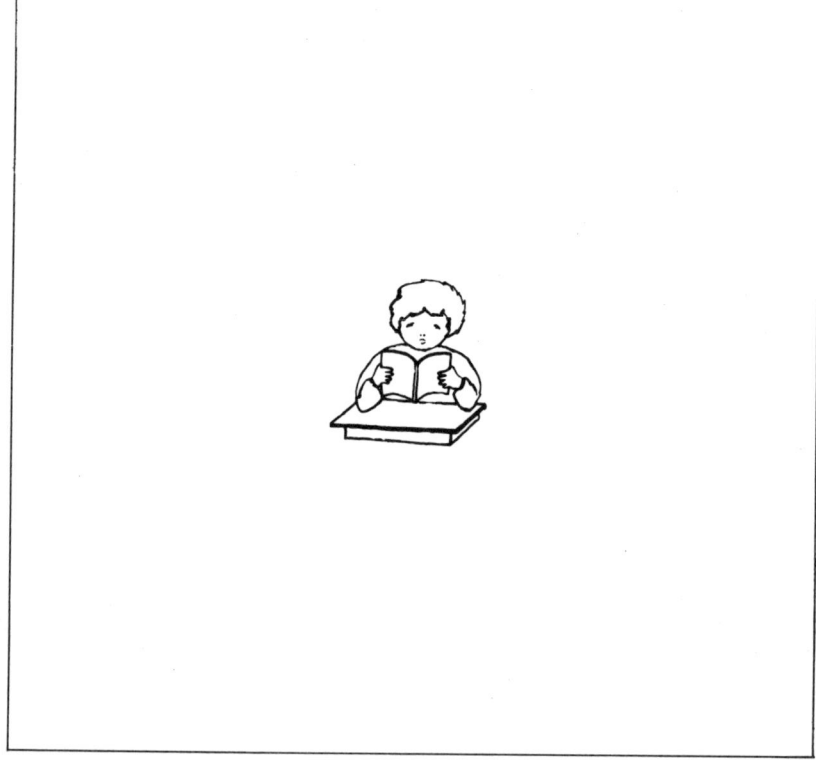

④ 이것만은 알아두자

수면으로 피로를 근본에서부터 푸는 구조

밤에 자고 있는 동안에 피로가 풀리는 이유는

　우리들의 생명 현상은 수면과 감정이 반복됨으로써 영위되고 있다. 낮 동안에는 각성하여 활동적으로 작동하고 있으므로 에네르기가 소비되고 피로가 쌓인다. 이것이 반대로 밤이 되면 자면서 몸을 쉬어 그 사이에 피로를 회복하고 에네르기를 비축한다. 이 작용을 조정하고 있는 것이 자율신경으로, 낮에는 이 중 교감 신경이 우위가 되어 몸을 활동적으로 만들고 밤에는 부교감 신경이 우위가 되어 몸이 쉬도록 작용한다.

　잠자리에 들어 교감 신경이 주로 작용하기 시작하면 심장은 천천히 박동하게 되기 때문에 맥박이 적어지고, 혈압은 내려가며 호흡도 완만해진다. 또한 근육의 긴장도 저하되고 위장의 운동이 약해지며, 체온도 낮아지므로 에네르기의 생산·공급도 최저의 상태로 유지된다. 수면 중에는 이와같이 신체 활동이 최저의 상태로 유지되고 비축되어 있던 노폐물이 제거되기 때문에 피로가 회복된다. 뇌세포도 몸의 세포로 이것은 마찬가지이다.

뇌를 쉬게 하는 수면
몸을 쉬게 하는 수면

　우리들이 잠자리에 들면 수면은 낮은 단계에서부터 점점 깊어지고 20~30분 후에는 깊은 수면에 들어간다. 잠이 든 후 1시간 반 정도가

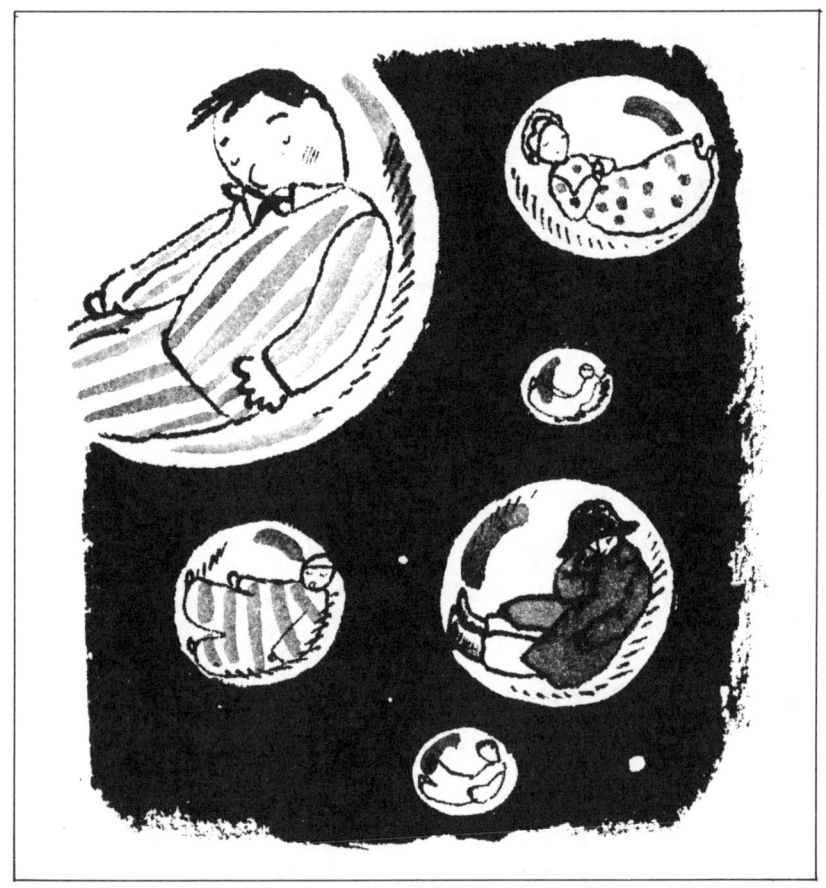

지났을 때 갑자기 잠이 얕아지고 지금까지와는 종류가 다른 수면에 들어간다. 자세를 지탱하는 역할을 하고 있는 근육은 힘이 쑥 빠져버렸음에도 불구하고 안구(眼球)는 바쁘게 움직이기 시작한다. 호흡이나 맥박이 불규칙하게 변화하고 남성에게는 음경이 발기한다.

이 시기에 대부분의 사람은 꿈을 꾼다. 꿈을 꾸는 수면은 단시간에 끝나고 다시 전의 얕은 수면에서 깊은 수면으로 진행되어 간다.

이 깊어져 가는 수면(논렘 수면)과 꿈을 꾸는 수면(렘 수면)이 한 셋트가 되어 대략 1시간 반의 주기로 아침까지 4~5회 반복된다. 이 중

논렘 수면은 뇌를 쉬게 하는 수면으로 '뇌의 수면', 렘 수면은 몸을 쉬게 하는 수면으로 '몸의 수면'이라고 일컬어진다. 이 2가지 수면이 수면의 1단위로 되어 있으므로 낮잠도 대부분 1시간 반 정도 자면 뇌와 몸 양쪽을 휴식하게 할 수 있다고 한다.

사람에 따라 충분한 수면 시간은 큰 차이가 있다

우리의 수면 평균 시간은 7~8시간 정도로 대부분 충분한 수면 시간인 것 같다. 샐러리맨을 대상으로 한 수면 시간 조사에 의하면 6시간 반에서 7시간 정도이고 주말이 되면 8시간 이상 잔다는 결과가 나와 있다. 즉, 평소에는 다소 수면이 부족한 기미가 있고 그것을 주말과 휴일에 보충하고 있는 것이 현상인 것 같다. 그렇다고는 해도 수면 시간에는 상당한 개인차가 있어서 나폴레옹처럼 3~4시간 밖에 자지 않아도 충분한 사람이 있다. 수면이 충분한가 어떤가, 또는 피로가 충분히 회복되고 있는가 어떤가를 측정하는 방법은 없으므로 본인의 느낌으로 보아 기분이 좋고 상쾌한가 어떤가로 수면이 충분한지 어떤지를 판정하는 수밖에 없다.

수면의 메카니즘은 아직 충분히 해명되어 있지 않지만 깨어 있으면 체내에 '수면을 촉진시키는 물질'이 조금씩 늘어나 그것이 수면을 담당하는 부분을 자극하여 졸리게 되며, 결국 잠자리에 들게 된다고 생각되고 있다.

이 수면 촉진 물질이 발견되면 수면이 충분한가 어떤가를 측정할 수 있을 뿐 아니라 부작용이 없는 수면약도 개발될 것이 아닌가 하는 것이 기대되고 있다.

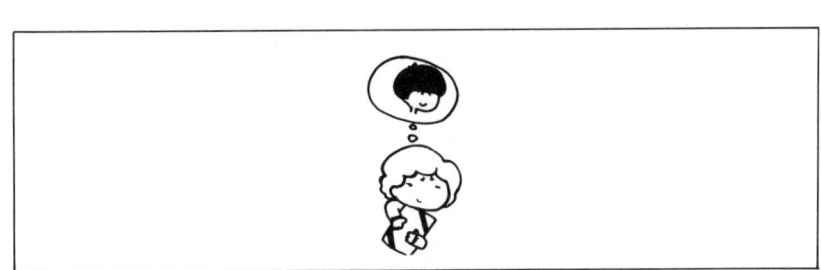

⑤ 이것만은 알아두자

정력의 쇠약은 왜 일어나는가

성욕은 뇌로 만들 수 있다

성욕이라는 것은 본래 종족 보존(種族保存)의 본능에 근거를 두고 발휘되는 것이다. 이것은 모든 동물에게 공통되는 기본 원칙인데, 인간의 경우에는 이것 이외에 쾌감을 구한다는 큰 차이가 있다. 이것은 다른 생물에게는 전혀 없는 측면이다. 생식(生植)을 위한 충동과 쾌감을 위한 충동의 양면성을 갖고 있는 것이 인간의 성욕 특징이라고 할 수 있을 것이다.

이와 같이 말하면 출산을 끝낸 사람들의 성(性)이나 피임을 한 뒤의 성(性)은 단순히 쾌감을 구하기 위한 불순한 행위 같은 느낌이 들지 모른다. 그러나 결코 그렇지는 않다. 성(性)은 다른 생물이 공유할 수 없는 오르가즘이라는 지상의 쾌감을 사랑하는 사람과 서로 나누는 인간적인 사랑의 행위인 것이다.

아무튼 섹스는 하반신만의 행위라는 오해와 편견에 찬 의견은 잘못이다. 성교(性交)라는 것은 단순한 성기의 결합일 뿐만 아니라 대뇌의 가장 고등한 정신 활동을 담당하는 부분이 깊이 관여하고 있는 행위인 것이다.

성욕에 있어서의 인간과 동물의 결정적인 차이는

성행동이나 성기능을 지배하고 있는 '성중추'는 뇌의 내부에 있는 간뇌

(間腦)의 시상(視床)과 시상하부(視床下部)라고 일컬어지는 부분에 있다. 여기에는 또 생명을 유지하는 몸의 작용을 조절하는 자율신경 중추, 식욕 중추, 갈증을 조절하는 중추, 희노애락 등의 정동(情動)을 조절하는 중추 등이 동거하고 있다. 인간이 살아가는 데 있어서 불가결한 이런 중추가 존재하는 부분은 태어날 때부터 갖추어져 있기 때문에 구피질(舊皮質:또는 변록엽)이라고 불리우고 있다.

한편 이 구피질을 둘러싸고 있는 큰 부분은 대부분이 태어난 후에 새로이 발육된다는 것에서 신피질(新皮質:또는 대뇌피질(大腦皮質))이라고 불리우고 있다. 신피질은 고등한 동물일수록 크고 사고, 기억, 창조, 의지 등 가장 고등한 정신 활동을 담당하고 있다.

성충동은 호르몬, 중추신경(뇌) 및 외적 자극에 의해 일어난다고 생각되고 있다. 호르몬은 성기능을 발육시키고 소위 '남성다움', '여성다움'을 만드는 외에 성중추에 자극을 주어 성욕이나 성충동을 일으키게 한다. 또 외적 자극(外的刺激) 즉, 매력적인 남성을 본다(시각), 무드 있는 음악을 듣는다(청각), 향수 냄새를 맡는다(후각), 와인을 맛본다(미각), 이성의 살갗에 닿는다(촉각) 등의 오감(五感)의 자극이 가장 고등한 정신활동을 담당하는 대뇌피질에 전달되고, 다시 거기에서 취사선택되어 성중추가 전달되고 성욕이 되어 성행동이 일어나는 것이다.

그러나 같은 자극이 있어도 언제나 같은 성행동이 일어난다고 단정할 수는 없다. 같은 향수라도 사랑하고 있는 여성에게서 나는 것이면 대뇌피질에서 성중추의 신호가 보내져 성충동을 일으키지만, 만원 버스에서 맡는 향수라면 대뇌피질은 불쾌감을 느낄 뿐, 성중추에 신호를 보내지는 않는다.

동물인 경우에는 암컷의 발정기(發情期) 냄새를 맡으면 수컷은 곧 발정한다. 그러나 인간의 경우는 같은 자극이라도 대뇌피질이 그것을 판단하여 브레이크를 걸 수가 있다. 또 때로는 악셀을 밟을 수도 있다. 남성은 여성을 보면 머릿속으로 그 여성의 나체를 상상한다고 하는데,

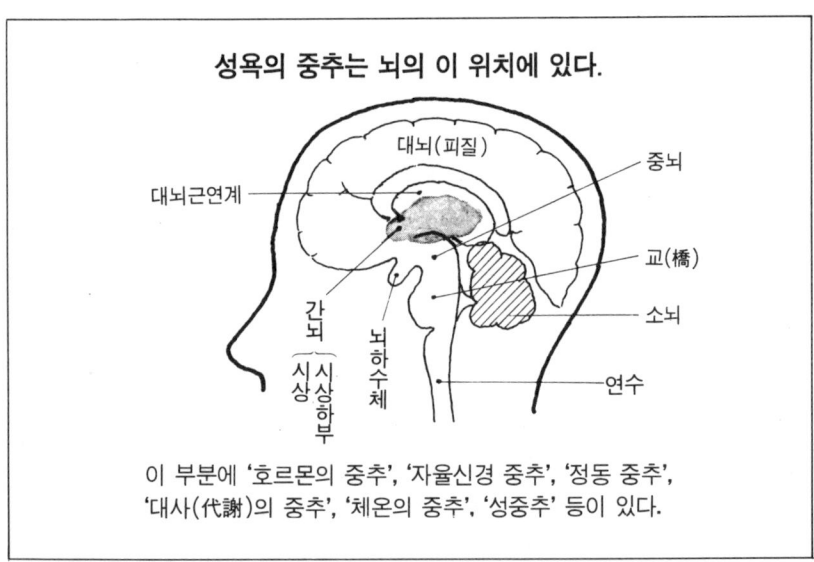

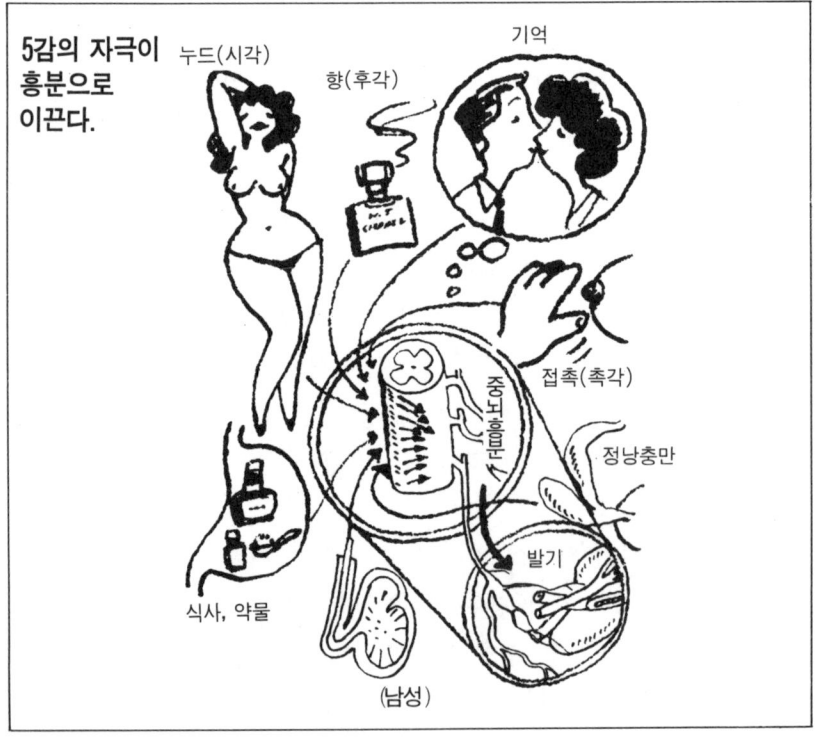

그것은 대뇌피질이 갖고 있는 공상력이 성적인 자극을 한층 높혀 성중추로 보내고 있기 때문이다.

여러 가지 자극을 대뇌피질에 보내면서 어떨 때는 브레이크를 걸고, 또 어떨 때는 악셀을 밟는 것은 인간 밖에는 할 수 없는 일이다. 성생활도 대뇌가 이렇게 작용하고 있기 때문에 다른 동물에게서는 볼 수 없는 복잡하고 고도의 것을 즐길 수 있는 것이다.

배가 고프면 왜 성욕이 일어나지 않는가

성중추가 있는 간뇌에는 식욕이나 갈증의 충추, 정동(情動)의 중추, 자율신경의 중추, 내분비(호르몬)의 중추 등도 있으며, 서로 영향을 주고 있다.

배가 고파서는 섹스할 마음이 없다. 슬플 때나 화가 날 때도 성욕이 일어나지 않는다. 또한 자율신경의 작용이 흐트러져 자율신경 실조증이 되어도 그 기분이 일어나지 않을 것이다. 호르몬의 분비가 나쁘면 성천(性腺)이나 성기(性器)의 작용도 저하되기 때문에 성욕도 일어나지 않고 성기능도 저하될 것이다. 간뇌에 있는 다른 중추에 마이너스의 자극이 가해지면 성중추에도 브레이크가 걸려 성욕이 저하되는 것이다.

반대로 기쁜 일이 있거나 자율신경의 작용이 순조롭고 몸의 건강도 좋으면 성중추에 악셀이 걸리고 성욕도 높아질 것이다. 성중추에 적당한 자극이 가해지면 호르몬의 분비가 촉진되어 성기능이 한층 높아짐과 동시에 성중추에 좋은 자극을 주는 좋은 순환이 반복되는 결과가 된다.

왜 공상 만으로 발기하는 것인가

성욕이나 성충동이 발기하면 어째서 남성 성기는 발기하는 것일까.

성욕이나 성충동이 호르몬과, 뇌, 외적 자극(外的刺激)의 공동 산물이라는 것은 이미 서술한 바와 같다. 이 대뇌를 거쳐 성중추로 전해진 자극이 등뼈 속의 척수(脊髓)를 지나 요추 속에 있는 발기 중추를 흥분시킨 결과로 가져오는 것이 발기이다. 특히 여성의 살갗에 닿거나, 누드를 보거나, 진한 성묘사가 되어 있는 소설을 읽거나, 에로틱한 공상을 할 때 일어나는 발기를 '에로틱 발기' 또는 '심리적 발기'라고 한다.

발기를 일으키는 자극에는 또 한가지 경로가 있다. 페팅이나 마스터베이션 등으로 성기를 직접 자극하거나, 정낭에 정액이 충만해 있거나, 방광에 뇨가 차 있는 경우이다. 이 때도 자극이 성중추에서 발기 중추로 전달되어 발기 중추를 흥분시킨 발기를 일으킨다. 이렇게 하여 발기되는 것을 '반사적 발기'라고 한다.

남성 자신이 단단하고 커지는 메카니즘

그림과 같이 남성 성기 중 음경(陰莖)이라고 불리우는 부위는 대부분이 해면체(海綿體)라고 하는 스폰지 같이 동공이 많은 조직으로 구성되고, 튼튼한 신축성이 있는 백막(白膜)이라는 막으로 싸여 있다. 발기란 이 해면체 속에 혈액이 흘러 들어가 충만하기 때문에 음경이 크게 팽창하고 단단해지는 것을 말한다.

해면체로 혈액이 흘러 들어가면 유출(流出)하는 메카니즘은 아직 불분명한 부분이 많지만 최근의 연구로 상당히 많이 밝혀졌다.

해면체 안에는 다른 조직과 마찬가지로 당시 동맥(動脈)으로부터 혈액이 들어가고 정맥(靜脈)으로 흐르고 있다. 이 음경의 동맥과 정맥 사이에는 동정맥문합부(動靜脈吻合部)라고 불리우는 바이퍼스가 있고, 음경이

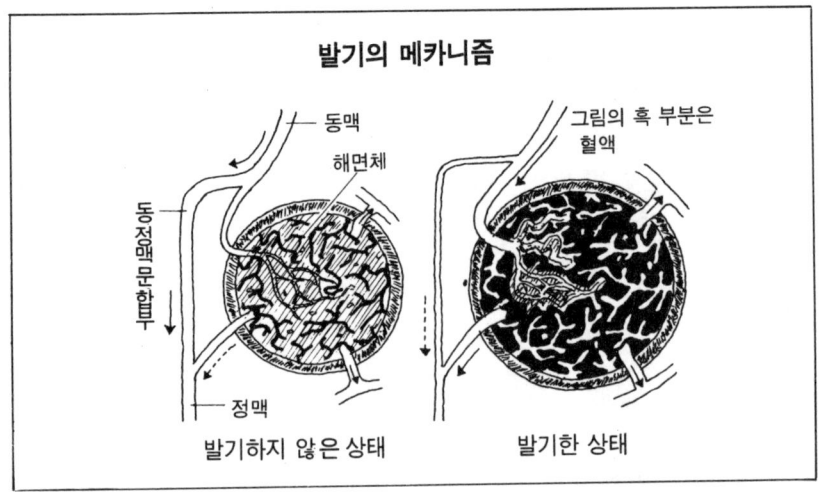

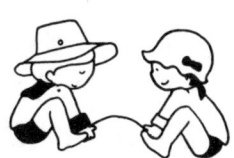

이완되어 있을때는 혈액 대부분이 바이퍼스를 통해 흐르는 장치로 되어 있다.

그러나 어떤 성적인 자극에 의해 발기 중추가 흥분하면 중추에서부터의 신호로 음경 동맥이 바이퍼스로 향하는 통로가 좁아지고 해면체로 흐르는 길이 넓어지게 된다. 그와 동시에 해면체에서 정맥으로 흐르는 통로도 좁아진다. 그 결과, 혈액이 해면체에 흘러들어 충만되고 음경이 크고 단단해지는 것이다.

정력 감퇴와 임포텐스의 진정한 의미

성능력은 연령과 함께 쇠약해진다. 성욕 자체가 저하되고 성충동도 일어나지 않게 된다. 음경이 발기할 때까지 시간이 많이 걸릴 뿐 아니라 발기력도 점차 약해지며 발기의 각도가 저하되어 충분치 않은 현상도 생긴다.

발기가 유지되는 시간도 짧아지고, 한번 이완되어 버리면 다시 발기할 수 없다. 사정한 뒤에도 다시 발기하기까지는 오랜 시간이 필요하다.

감각도 둔해진 탓으로 사정까지의 시간도 길어진다. 또한 성교 도중에 발기가 쇠약해져 버려 사정하지 못하고 끝나기도 한다. 사정(射精:오르가즘) 때 근육의 수축이 약해지기 때문에 정액의 사출력(射出力)도 쇠약하고 사출에 동반되는 쾌감도 감퇴된다. 또한 느낌 그 자체도 약해져간다.

정력 감퇴란 이런 성능력이나 성반응의 쇠약을 말한다. 또 어떤 원인으로 성교를 완수할 수 없는 상태를 임포텐스라고 한다.

'성욕이 없다, 발기가 되지 않는다, 사정할 수 없다, 오르가즘이 없다, 불완전하다.' 이것이 의학적으로 본 임포텐스의 정의이다.

당신의 정력 감퇴는 어느 정도 진행되어 있는가

한편 '정력 감퇴의 정의는 매우 애매하다. 몇살 정도가 되면 어느 정도로 쇠약해진다 라는 객관적인 측정 기준도 없다. 종종 성교 횟수가 그 기준으로 쓰이지만, 이것은 개인차가 커 성능력의 자세한 것을 알 수가 없다. 그러므로 여기에서는 그 한 가지 기준으로서 성적인 의욕, 성(性)에 대한 관심도, 발기와 사정이 일어나는 방법, 이 3가지 점으로 당신의 정력이나 성능력을 대략 알 수 있는 방법을 소개해 보겠다.

- **성욕이 일어나는 방법?**

① 언제나 자신 쪽에서 유혹하여 성생활을 하고 있다.
② 자신 쪽에서 유혹하는 경우도 있고 상대가 유혹하는 경우도 있다.
③ 상대가 유혹하지 않으면 그럴 기분이 들지 않는다.
④ 상대가 유혹해도 그럴 기분이 들지 않는다.

①과 ②라면 아직 성욕은 충분하지만 ③이라면 좀 문제가 있다. 정신적인 피로 때문에 생활 전반에 소극적이 되고 있지는 않은가. 일과 취미, 또한 스포츠도 의욕적으로 하면 성적인 의욕이 나는 것이다. 만일 당신이 ④라면 상당히 중증(重症)이다. 무엇이 원인인가를 알아보기 위해 심신(心身) 양면의 체크가 필요할 것이다.

- **성에 대한 관심도는?**

① 젊은 여성을 보면 그 사람의 나체를 연상해 버린다.
② 여성의 살갗을 보면 만져보고 싶어진다.
③ 여성과 이야기하는 것은 즐겁지만 성적인 것은 일체 상상하지 않는다.

④ 여성에 대한 관심이 전혀 없다.

①과 ②는 남성이면 당연하다. ③이라고 대답한 사람이라면 요주의. ④이면 절망적인데 좀더 솔직하게 대답하자.

- 발기와 사정이 일어나는 방법은?

① 그럴 기분이 되면 언제나 발기하여 만족한 성교를 나눈다.

② 발기까지 시간은 걸리지만 발기하면 만족할 만한 성교를 한다.

③ 발기는 하지만 도중에 시들어 버리고 사정까진 가지 않는다.

④ 그때 그때에 따라 발기가 일어나기도 하고 그렇지 않기도 한다.

⑤ 발기가 거의 일어나지 않는다.

①이면 불만이 없다. ②도 시간이 걸리는 것은 연령적인 문제이므로 걱정은 없다. ③, ④이면 대책을 강구할 필요가 있다. ⑤라고 대답한 사람은 의사의 검진을 받아야 한다.

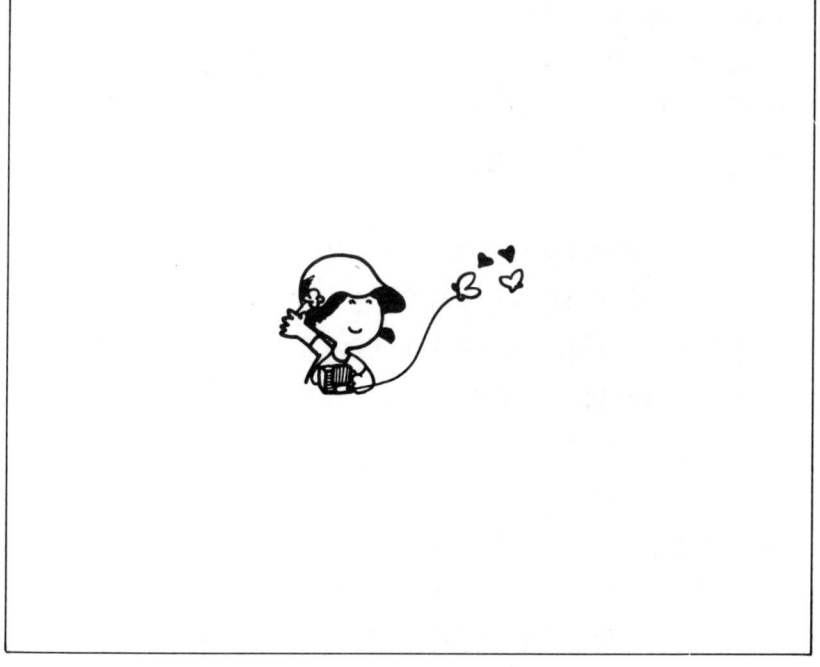

⑥ 이것만은 알아두자

정력감퇴를 가져오는 몸의 병, 마음의 병

연령적인 쇠약이 원인이라면 도리가 없지만

정력 감퇴는 여러 가지 원인으로 일어난다. 연령적인 쇠약으로 오는 것이라면 어느 정도 도리가 없겠지만 때로는 그 배후에 병이 숨어 있는 경우도 있다.

● **노화 현상**

나이를 먹으면 누구나 몸의 작용이 저하되어 간다. 호르몬의 작용도 쇠약해지고 뇌 세포나 신경의 감수성도 저하되어 간다. 같은 자극이 있어도 옛날 만큼 흥분하지는 않는다. 또한 자극의 전달도 늦어지고 빠른 반응이 일어나지 않는다.

또 성충동도 일어나지 않게 되고 성교 횟수도 감소되어 간다. 발기에 시간이 걸리게 되고 사정까지의 시간도 길어진다. 그리고 이것이 진행되면 도중에서 시들어 버려 사정에까지 이르지 못하게 되며, 마침내는 발기도 생각대로 되지 않는 상태에 빠진다.

그러나 노화 현상으로 일어나는 이런 성(性)의 노화는 노력 여하에 따라 진행을 상당히 느리게 할 수가 있다.

● **동맥경화**

최근에는 연령과 함께 동맥경화의 진행이 노화를 동반하는 발기력 감퇴의 중요한 원인이라고 지적되고 있다. 발기의 메카니즘을 해설하면서 언급했듯이 발기는 음경의 해면체에 혈액이 흘러 들어가 일어나는데, 거기에 혈액을 보내는 동맥에 동맥경화가 진행되고 있으면 혈액의 흐름이 방해되어 발기가 잘 일어나지 않게 되고 발기하기 까지에 시간이 걸리게 된다.

동맥경화는 주로 뇌나 심장의 혈관에 일어나고 각각의 기능을 저하시키므로 그 면에서도 정력 감퇴를 가져온다. 노화나 성인병의 예방 뿐만이 아니라 정력 감퇴, 발기력 저하를 방지하기 위해서도 동맥경화를 예방하는 것이 중요하다.

- **육체적인 피로**

피로에 지쳐 있어서는 그런 기분도 일어나지 않는다. 휴식을 충분히 취하기 바란다. 단 앞에서도 말했듯이 피로나 권태감의 배후에는 위험한 병이 숨어 있는 경우도 있으므로 병이 있는지 어떤지 검사를 받아 보도록 한다.

- **정신적인 피로**

신경 피로로 대뇌가 이상하게 흥분하고 있을 때는 성적인 자극 전달에 브레이크가 걸리고 성충동이 일어나지 않게 된다.

정신적 스트레스에 엄습되어 있을 때도 마찬가지이다. 능숙하게 기분 전환을 하여 정신 피로를 풀어 주도록 한다. 이럴 때 대뇌에 성적 흥분을 일으키면 대외 쪽 부분의 흥분이 가라앉으므로 성생활이 잘 될 뿐 아니라 정신 피로나 스트레스의 해소에도 도움이 된다.

- **성생활의 매너리즘**

우리들의 몸은 계속해서 같은 자극을 받고 있으면 그 자극에 대한 감수성이 저하되고 반응이 잘 일어나지 않게 된다. 대뇌피질에 대한 자극도 마찬가지이다.

성생활에 있어서도 같은 파트너와 같은 행위를 반복하고 있으면 대뇌피질의 반응이 둔해지고 몸의 반응인 발기도 잘 일어나지 않게 된다.

- **정력 감퇴를 초래하는 병이나 이상**

어느 시기부터 갑자기 정력의 쇠약이 시작된 경우는 다음과 같은 병이 원인이 되고 있는 경우도 생각할 수 있다.

① **신경의 병이나 상처** … 뇌졸중, 머리의 상처, 파킨슨병, 척수염, 척수의 상처, 회음 타박, 전립선이나 방광, 직장의 수술로 신경을 다쳤을 때.

이런 때에는 발기가 거의 일어나지 않게 된다.

② **내분비(호르몬)계의 병** … 갑상선이나 부신(副腎), 하수체(下垂體), 고환 등의 병은 정력 감퇴나 임포텐스를 초래한다.

③ **당뇨병** … 당뇨병으로 정력 감퇴가 일어난다는 것은 잘 알려져 있다. 그러나 당뇨병이면 누구나 일어나는 것은 아니다.

④ **소모성 만성증** … 간장병, 신장병, 빈혈, 폐결핵 등이 있으면 피로해지기 쉽고 나른함 등의 증상과 함께 정력이 쇠약해진다.

⑤ **정신병** … 정신분열증, 우울증도 정력 감퇴를 보이고 경우에 따라서는 임포텐스가 되는 경우도 있다.

⑥ **스트레스병** … 자율신경 실조증이나 안정 피로(眼精疲勞) 등 스트레스가 원인으로 일어나는 병으로도 정력 감퇴를 호소하는 경우가 많다.

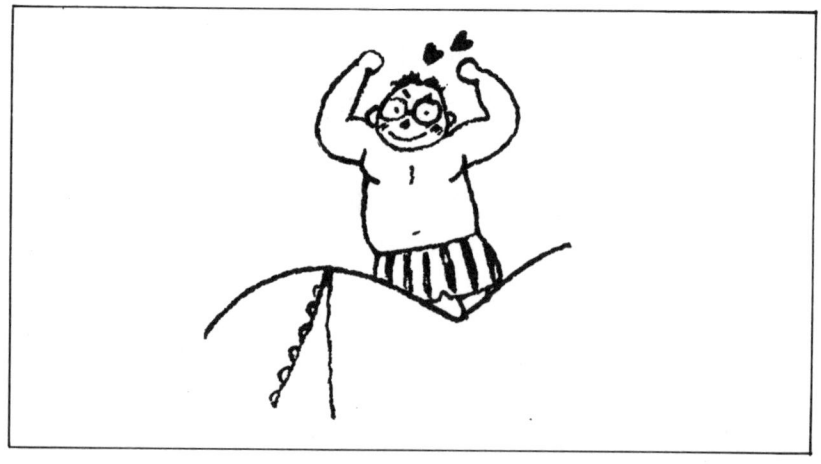

⑦ 영양 장해 … 비타민의 결핍 등으로도 일어난다. 또 단백질의 섭취가 부족할 때도 정력 쇠약을 일으키는 경우가 있다.

• 약물의 영향

병의 치료로 복용하고 있는 약 때문에 정력 감퇴를 일으키는 경우가 있다. 정신 안정제나 수면제, 전립선, 암의 치료에 사용하는 여성 호르몬 등이 그 한 예이다. 알콜은 적당히 마시고 있을 때는 정력 증진의 작용이 있지만 지나치게 마시면 발기력이 저하된다. 만성 알콜 중독(알콜 의존증)이 되면 발기하지 않는 경우가 많은 것 같다.

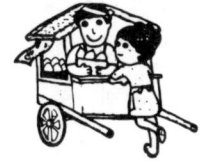

⑦ 이것만은 알아두자

정력감퇴, 병원에서는 이렇게 치료한다

우선 원인을 분명히 한다

임포텐스의 치료를 위해서는 우선 그 원인이 어디에 있는가를 분명히 해야 한다. 원인은 대별하여 기질적(器質的) 원인과 정신적 원인 두가지로 나눌 수 있다. 기질적 원인은 내분비(호르몬)의 이상, 척추의 상처 등 발기를 일으키게 하는 신경의 손상, 음경에 혈액을 흘러넣는 혈관계의 이상 등 신체적인 것에 원인이 있는 경우를 말하며, 정신적 원인이란 마음의 문제가 원인이 되고 있는 경우를 말한다.

발기가 일어나는가 어떤가를 조사한다

원인이 기질적인 것인가 어떤가를 조사하기 위해서 여러 가지 방법이 실시되고 있다. 가장 새로운 검사법으로써 환자의 음경에 온도(溫度)나 경도(硬度), 신전도(伸展度) 등을 기하는 장치를 붙여 포르노그래피를 보이는 방법이 있다. 이 검사로 아무런 변화가 일어나지 않으면 기질적 이상이 있다고 생각할 수 있다. 또 마찬가지의 장치를 붙이고 하룻밤 지내게 하는 방법이 있다. 수면 항목에서 설명한 꿈을 꾸는 수면(렘 수면) 때 음경의 발기가 일어나는가 어떤가를 조사하기 위한 검사이다.

이것을 조사하기 위해서는 더 간단한 방법도 있다. 80원 짜리 우표를 4~5장을 준비하여 자기 전에 음경에 붙이고 자는 것인데, 다음날 아침 우표의 바느질 자국이 끊어져 있으면 음경 발기가 있었던 증거로 발기

기능은 손상돼 있지 않다는 것을 알 수 있다. 이 방법을 스탬프 테스트라고 하고 실제 치료에도 쓰인다. 이 테스트를 실시하면 발기 능력이 분명한지 어떤지 스스로 확인할 수 있고 환자에게 자신을 줄 수가 있다.

혈관계에 이상이 있는가 어떤가를 조사한다

음경에 들어가는 혈관계에 이상이 있는가 어떤가를 조사하기 위해서는 음경에 주사하는 방법이 실시되고 있다.

발기의 메카니즘 항에서 설명한 바와 같이 발기가 일어났을 때는 해면체(海綿體)에 흘러 들어가는 혈관이 확장되고 정맥으로의 바이퍼스가 좁아진다. 이때 혈관의 확장을 조절하고 있는 것이 평활근(平滑筋)이다. 평활근에 작용하는 약을 음경 해면체 속에 주사하면 해면체로의 통로가 열려 혈액이 들어가고 음경은 발기를 일으킨다. 이 때 혈액이 흘러 들어가는 상태를 조사해 보면 혈관계(血管系)에 이상이 있는지 어떤지를 알 수 있다.

또 아이소토프를 사용하여 음경 속의 혈액의 흐름을 조사하는 방법도 있다. 목소리나 사진 등으로 에로틱한 자극을 주고 그에 의해 혈액의 흐름이 어떻게 변하는가를 측정하고 기질적인 것인지 어떤지를 조사하는 것이다.

이 외에 내분비에 이상이 없는지를 체크하기 위해 혈액을 취해 안의 호르몬을 조사하는 검사 등도 있다.

임포텐스의 70%는 마음이 원인이다

이상과 같은 검사로 임포텐스 환자를 조사해 보면 기질적인 원인이 주(主)인 사람은 전체의 30%도 되지 않고, 예외 없이 70% 이상이 정신적인 원인으로 일어난다는 것을 알 수 있다. 그러나 중년 이후의 임포텐스인 경우에는 정신적인 것이 주된 원인이라도 그 배후에는 신체적인 쇠약이 겹쳐져 있는 경우가 대부분이다.

중년이 되면 호르몬의 작용이 저하되기 시작하고 동맥경화도 조금씩 진행되어 간다. 음경이 서는 상태가 느려지고 노장(怒張)의 정도도 약하며 사정까지에도 시간이 걸리고 있다. 오랫동안 같이 지낸 아내도 신선한 성적 매력을 주지 못하며, 성생활도 그다지 만족스럽지 않게 될 것이다.

이런 침체 상태에 있으면 삽입이 잘 되지 않고 사정까지 이르지 않았는데도 도중에 시들어 버리는 일이 일어난다. 한번 그런 상태를 경험하면 이번에는 불안이 엄습한다. 이렇게 되면 성적 흥분에 브레이크가 걸리고 두번, 세번 실패를 반복하게 되며, 마침내는 성욕조차 일어나지 않게 되어 버리는 것이다.

중년이 된 후의 임포텐스는 이와 같이 신체적인 쇠약으로 인한 실패가 계기가 되는 경우가 매우 많은 것이다.

성에 대한 편견과 콤플렉스를 제거한다

원인이 정신적인 것이라는 것을 알았으면 성격 테스트나 심리 테스트를 실시하거나 문진(問診)에 의해 임포텐스가 일어난 계기나 가족 관계, 일, 가정, 부부 관계 등 그 사람의 생활 배경을 알아낸다. 섹스의 문제는 여러 가지 일이 겹쳐 일어나고 있는 것이므로 모든 정보를 수집한 뒤, 치료에 임한다.

임포텐스로 고민하는 환자의 대부분은 성에 대한 편견이나 콤플렉스(성은 부끄러운 행위라고 생각하고 있거나 자신의 성기나 성능력에 자신이 없다)를 갖고 있다. 또 남편에 대한 콤플렉스나 불만, 의심 등을 가지고 있거나 일이나 회사에서의 인간 관계, 가족내의 문제 등의 스트레스가 원인이 되고 있는 경우도 있다.

자신을 얻기 위한 여러 가지 치료법

마음에 원인이 있다고 판단된 임포텐스 환자에게는 신체적 이상은 없기 때문에 발기가 가능하다는 것을 알려 자신감을 갖게 하는 것이 중요하다. 그를 위해 '자율 훈련법'이나 '최면 요법' 등도 치료의 일환으로써 행해진다. 앞에서 서술한 스탬프 테스트 등은 환자에게 자신을 갖게 하는 효과가 있다.

또 음경과 평활근(平滑筋)에 작용하는 약제를 주사하여 음경 해면체로의 혈류를 촉진시키고 발기시키는 방법은 검사 뿐만이 아니라 치료로도 쓰인다. 한번 주사해 두면 3시간 정도는 효과가 지속되므로 실제로 성교하도록 한다. 이 방법은 치료 효과와 함께 자신을 갖게 하는 효과도 기대할 수 있는 일석이조(一石二鳥)의 방법이다.

미국에서는 적극적으로 포르노 영화나 비디오를 자극제로써 이용하고 있다. 또 요법사가 직접 환자의 음경이나 성감대를 자극하여 발기를 시켜 자신을 갖게 하기도 하며, 파트너에게 그 방법이나 성교 방법을 지도하여 실제로 성교까지 가져가는 방법도 행해지고 있다. 또 요법시 자신이 파트너가 되어 발기를 일으키게 하고 성교하여 자신을 갖게 하는 치료 방법도 실행되고 있는 것 같다.

약물 요법은 보조 수단에 지나지 않는다

임포텐스의 치료에는 약도 쓰인다. 그러나 약은 정신 요법을 진행해 가는데 있어서 보조 수단에 지나지 않으며, 약만으로 임포텐스를 치료할 수는 없다. 임포텐스의 치료에 쓰이는 주된 약은 다음과 같다.

호르몬제 … 나이를 먹으면 고환에서부터의 호르몬의 분비가 줄므로 그것을 보충하기 위해 남성 호르몬을 주사하기도 하고 안쪽 넓적다리에 놓기도 한다.

자율 신경 조정제 … 정신적 스트레스나 호르몬의 변조(變調)가 있으며 자율 신경의 작용이 흐트러져 있을 때 그것을 조정하는 약을 이용한다.

항불안제 … 정신적인 불안정으로 불안이 많을 때 그것을 억제하는 약을 이용한다. 이런 종류의 약에는 부작용으로 정력 감퇴를 초래하는 것도 있으므로 이런 부작용이 없는 것을 선택한다.

항우울제 … 임포텐스 환자는 종종 우울 상태가 되는 경우가 있다. 그럴 때 사용하는 것이 항우울제이다.

항신경약 … 성교라는 행위는 자율신경 중의 부교감 신경이 주로 지배하고 있으므로 부교감 신경을 자극하여 교감 신경을 억제하는 약을 사용한다.

비타민제 … 몸의 작용을 조정하고 기능을 높힐 목적으로 쓰인다.

말초 혈관 확장제 … 말초의 혈행을 개선하고 발기를 촉진한다.

L 도퍼 … 이것은 파킨슨병의 치료제인데, 성욕을 항진(亢進)시켜 발기력을 개선시키는 작용이 있어 주목되고 있다.

임포텐스를 치료하는 수술이란

척추 부상이나 뇌졸중 외에 수술 등으로 발기 신경을 손상시키거나 혈관계의 장해로 해면체에 혈액이 흘러 들어가지 않게 되는 등 어떤 신체적인 원인에 의해 일어난 기질성 임포텐스에 대해서는 수술 요법이 실시된다.

실리콘제의 지주를 삽입하는 방법 … 음경 해면체에 실리콘으로 만든 지주(支柱)를 수술로 삽입하는 방법이다. 이 방법을 쓰면 음경이 단단해지므로 성교가 가능해지지만 발기했을 때와 같은 굵기는 아니다. 뿌리 부분은 부드러운 실리콘이므로 방해가 되지는 않는다.

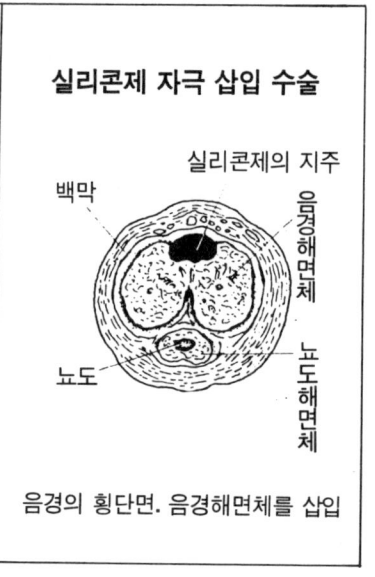

음경의 횡단면. 음경해면체를 삽입

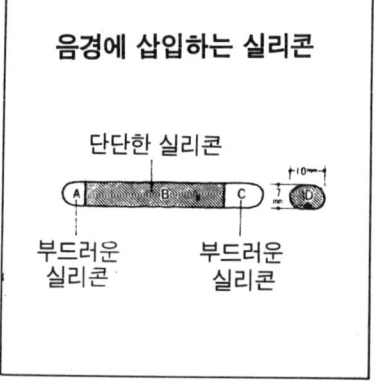

튜브를 삽입하는 방법 … 가늘고 긴 튜브를 음경 해면체에 삽입하고 펌프나 액체가 든 탱크를 음낭(陰囊) 등에 넣는 방법이다. 가늘고 긴 고무 풍선 같은 튜브를 음경 끝에서부터 근원까지 삽입하고 이 속에

> ### 성생활을 만족시키는 작은 요령
>
> **성생활이 풍부한 사람은 질의 위축도 적다**
> 대부분 우리 여성은 폐경 후에 성적 욕구가 약해진다 라는 말이 있다. 그것은 아마 호르몬의 변조나 자궁 위축 등의 원인도 있을 것이다. 갱년기 후반부터 질도 점차 위축되어 가므로 성교 장해 등이 일어나는 것은 당연하다.
> 그러나 오히려 기질적(器質的) 변화 보다 폐경을 여성으로서의 끝이라고 착각해 버리는 사람이 많은 것 같다. 폐경 후에도 성생활을 이전과 다름없이 하고 있는 사람은 질의 위축이 적은데 비해 성생활을 하지 않는 사람의 경우에는 급격히 위축되어 버린다. 기질적인 변화도 생활의 방법에 따라 변하는 것이다.
> 여성 호르몬 중 난소에서 분비되는 난포 호르몬이나 황체 호르몬은 적어지지만 이들은 생식과 관계 있는 호르몬이다. 성적 욕구를 촉진시키는 고나드트로핀은 오히려 늘 정도이므로 욕구가 강해져도 이상할 것은 없다. 사실 임신 걱정이 없으므로 오히려 섹스를 마음껏 즐길 수 있다는 사람도 있다.
>
> **아픈 사람은 제리를 이용한다**
> 질이 위축된 탓으로 성교통이 있거나 남편의 요구에 응하는 것이 고통스러운 사람은 윤활제로써 제리를 이용하면 편하다.
> 질구(腟口)가 적어 제리를 이용해도 통증이 있을 때는 수술에 의해 질구를 벌릴 수 있다. 수술 자체는 간단한 것이다. 산부인과 의사와 상담하기 바란다. 자궁, 질, 방광 등이 하수되어 성생활에 지장이 있는 사람도 수술에 의해 고칠 수 있다.
> 성생활을 풍부하게 하기 위한 이런 연구를 부끄럽게 느끼는 사람이 있을지 모르지만 성생활이 풍부해지면 마음도 몸도 싱싱해진다. 싱싱하고 젊게 사는 것은 갱년기의 불쾌 증상을 가볍게 한다는 의미에서도 필요하다.

불면, 초조 등 정신적인 증상이 심한 사람에게 정신 안정제가 쓰이는 경우가 있다. 가장 많이 쓰이는 것은 트런키라이지 라는 작용이 약한 정신 안정제이다.

④ 한방약

동양 의학에서는 월경에 관계된 여러 증상을 '혈액의 도증(道症)'이라고 부르고 있다. 젊은 여성도 혈액의 도증으로 고민하고 있는 경우가 있지만, 가장 많이 나타나는 시기는 갱년기이다.

한방약 중에는 갱년기 장해에 효과가 높은 것이 많으며, 게다가 체질이나 증상에 맞는 것을 선택하면 부작용의 걱정도 없다.

자주 쓰이는 한방약으로는 가미소요산(加味逍遙散), 시호가용골모려

⑧ 이것만은 알아두자

성생활의 작은 요령

대뇌 피질에 '활력'을 넣자

40대로 접어든 남성은 갑자기 정력이 감퇴되고 성교의 의욕이 없어지며, 발기가 충분치 않고 도중에서 시들어 버리는 현상이 나타난다. 남자의 체력 쇠퇴가 원인인데 그 이상으로 크다고 생각되는 것이 심신의 스트레스이다. 회사에서는 중요한 위치에 있는 연령이고, 위에서 눌리고 아래에서 밀리는 심신이 피로한 매일이다. 집에 귀가하면 또한 자식의 교육이나 진학, 주택 융자의 반제 이외에 권태기의 정력 감퇴를 초래하는 재료는 많이 있다.

30대나 40대로 '밤이 무서운' 사람은 지혜를 짜내어 대뇌피질에 신선한 자극을 주면 되살아 날 수 있다.

구체적인 어드바이스를 몇 가지 소개하겠다.

① 피로할 때야 말로 성행위를

한창 일할 때인 당신이므로 일에는 매우 의욕적일 것이다. 그 의욕을 성생활과 레크레이션에도 발휘하기 바란다. 지쳐서 귀가하면 섹스 의욕도 나지 않는다고 생각하는 경향이 있다. 휴일도 외출한 후에 피로하면 다음날의 일을 위해 TV를 보다가 자버린다. 그러나 이래서는 안된다. 성생활은 심신의 긴장을 해소하는 작용이 있고, 피로 회복에도 도움이 된다. 섹스 그 자체로 피로해지는 일은 있지만 그 다음에 푹 자고 나면 다음날은 상쾌해지는 것이다.

② 부부가 함께 밤거리로 나가자

심리요법 — 심리적 원인으로 일어나는 증상에 유효

심리적인 것이 원인이 되어 일어나는 증상에 대해서는 약 뿐만이 아니라 심리적인 면에서의 치료가 행해진다.

불면이나 초조 등은 심리적인 원인이 크게 작용하고 있는 것인데, 그밖에 신체에 나타나는 증상 중에도 정신적인 갈등이 원인이 되는 경우가 있다.

심리적인 치료로써는 정신분석 요법, 최면요법, 자율훈련법 등 여러가지 방법이 있다. 심리 요법은 내과, 정신과, 신경과 등에서 행하고 있다.

또 단식법은 음식을 끊음으로써 신체 기능을 재조정하는 것이다. 이 방법은 경험이 풍부한 의사의 지도를 받아야 한다.

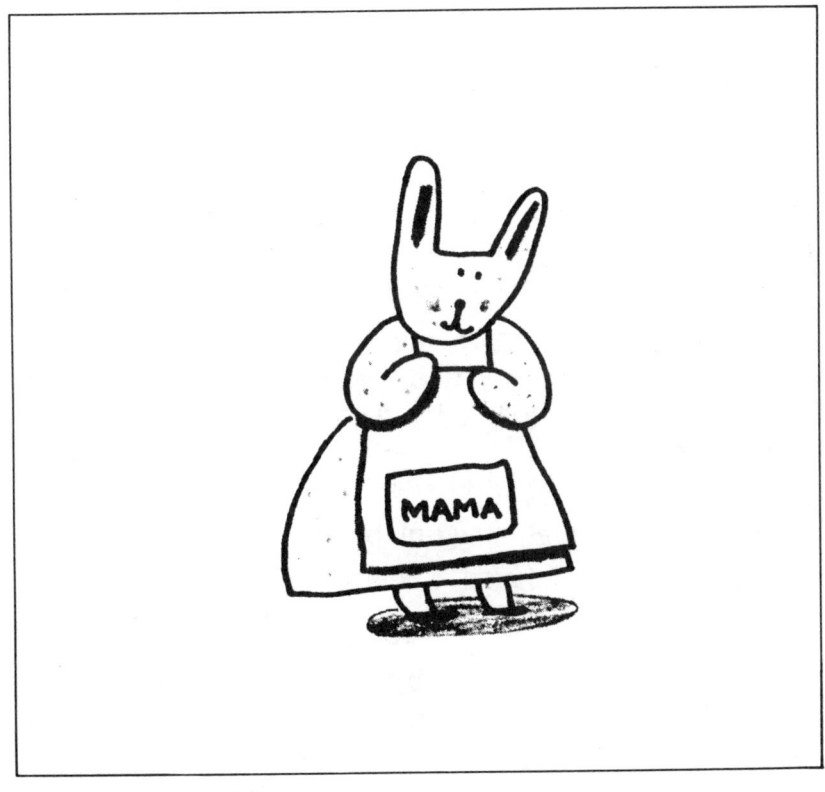

복상사는 이럴 때 일어나기 쉽다

속칭 복상사(腹上死) 즉, '성교사(性交死)'는 성 행위가 원인이 되어 일어나는 돌연사이다. 이중에는 성행위 절정때 일어나는 예 뿐만이 아니라 성교 때 사망한 예도 있다. 복상사 라고 하면 머리가 벗겨진 노인이 젊은 애인과 섹스를 하다가……등의 특수한 경우만을 생각하는 경향이 있으나, 실제로는 극히 평범한 부부 사이에서도 일어난다. 성교사를 조사한 어떤 통계와 함께 성교사를 미연에 방지할 수 있는 수단을 생각해 보자.

• 30대 남성에게 가장 많다
남성의 경우 가장 많은 것이 30대, 이어 50대, 40대, 20대, 60대 순이며 30대~50대의 한창 나이에 많다는 것이 특징이다. 원인은 심장 발작에 의한 예가 가장 많고, 뇌출혈이 그 다음이며 이 2가지가 대부분이다. 이에 비해 여성은 뇌출혈이 압도적으로 많다.

• 상대가 부부 이외일때 일어나기 쉽다
복상사 상대를 조사하면 아내 78, 애인 69, 호스테스 12, 내연의 관계, 매춘 등으로 아내 이외를 합계하면 106이 된다. 섹스할 기회가 적음에도 불구하고 부부 이상으로 복상사가 많은 것은 부부 간의 섹스 보다도 더 흥분하기 때문일 것이다. 부부인 경우에도 나이가 든 후에 젊은 아내를 맞은 경우나 남편이 오랫동안 출장을 갔다 돌아온 날 밤 또는 과로의 기미가 있을 때 복상사가 다발한다.

• 상대가 젊을 때는 특히 주의한다
연령 차를 보면 사망한 남성 평균 연령이 46세, 상대가 33세로 13세의 차이가 있다. 사망한 여성의 경우도 평균하면 상대 남성 보다 1세 연상으로, 역시 연하의 남성과 성교한 케이스가 많음을 알 수 있다. 젊은 파트너를 상대할 때 지나치지 않는 것이 중요하다.

• 마셨으면 하지 말라, 하려면 마시지 말라
복상사한 사람의 약 1/3이 성교 전에 술을 마셨다는 것을 알 수 있다. 알콜을 대량으로 마신 뒤의 섹스는 요주의이다.

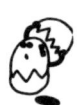

검사를 해도 이상이 발견되지 않는 경우가 자주 있는데, 그것이 증상을 한층 악화시킬 수도 있다.

인생 상담을 할 때 제일 중요한 점은 상대의 이야기를 잘 들어 주는 것이라고 한다. 비록 고민스런 일이 해결되지는 않더라도 누군가에게 마음을 터놓으면 가슴이 후련해진다.

갱년기 장해의 경우도 이와 비슷한 것으로, 누군가에게 괴로운 심정을 터놓고 이야기 하는 것만으로도 증상이 편해지는 경우가 있다. 남편에게나 의사에게도 자신의 호소를 할 수 없을 때 불안 증상이 한층 심해지는 것이다. 그러므로 아내가 이러한 불쾌증상을 호소하면 '일로 피곤해.'라고 하지 말고 '정말 괴롭겠군'이라는 한 마디를 해주기 바란다.

'맛있었다'라는 한 마디가 큰 격려가 된다

한 가정의 기둥인 남성도 역시 일로 피곤할 것이다. 하물며 40대 이후의 남성인 경우에는 쇠약해진 체력과 싸우면서 일을 하고 있으므로 스트레스도 많다.

그러나 남성의 일에는 그 나름대로의 평가가 주어진다. 평가가 낮다는 불만을 품고 있는 사람도 있을지 모르지만 자신이 기획한 상품이나 기획물이 잘 팔릴 때면 그 자체가 하나의 평가가 되고 월급이라는 형태로 평가된다.

그러나 가정에 있는 전업 주부는 금전적인 평가를 받고 있지 않다.

그럴 때 남편으로부터 '이 요리 맛있군.'이라는 한 마디의 칭찬을 듣는 것은 주부에게 큰 격려가 될 것이라고 생각한다.

멋적더라도 가끔은 '칭찬의 말'을

신혼 시절에는 자주 아내에게 선물을 하던 남편도 40~50대가 되면 하지 않는 것 같다. 그러나 가끔은 젊었을 때를 회상하며 작은 선물이라도 해보는 것이 어떨까.

보석 등과 같은 비싼 선물이 아니더라도 월급날 케익을 사갖고 돌아오는 것 만으로도 아내는 기뻐할 것이다.

원인이 된다고 할 수 있다.

성생활에 있어서는 상대의 능력이나 몸을 서로 칭찬해주는 것이 무엇보다도 중요하다.

⑦ 섹스하지 않는 사람일수록 정력이 쇠약하다

한 연구 보고에 의하면 배우자를 빨리 잃어 규칙적인 성생활을 할 수 없었던 남성일수록 성능력의 쇠약이 빠르게 나타난다고 한다.

반대로 배우자가 건강하게 정기적인 섹스를 하고 있으면 80세가 넘어도 섹스가 가능하다는 보고도 있다.

죠깅을 비롯하여 '건강법'을 지속하는 것이 무엇 보다도 중요하듯이 섹스도 게을리해서는 안된다. 게을리 하면 오히려 그럴 기분이 나지 않게 되고, 하고 있으면 규칙적으로 성욕이 일어나는 것이다. '지속은 힘이다'라는 말이 있는 것처럼 '지속은 정력이다'라고 할 수 있는 것이다.

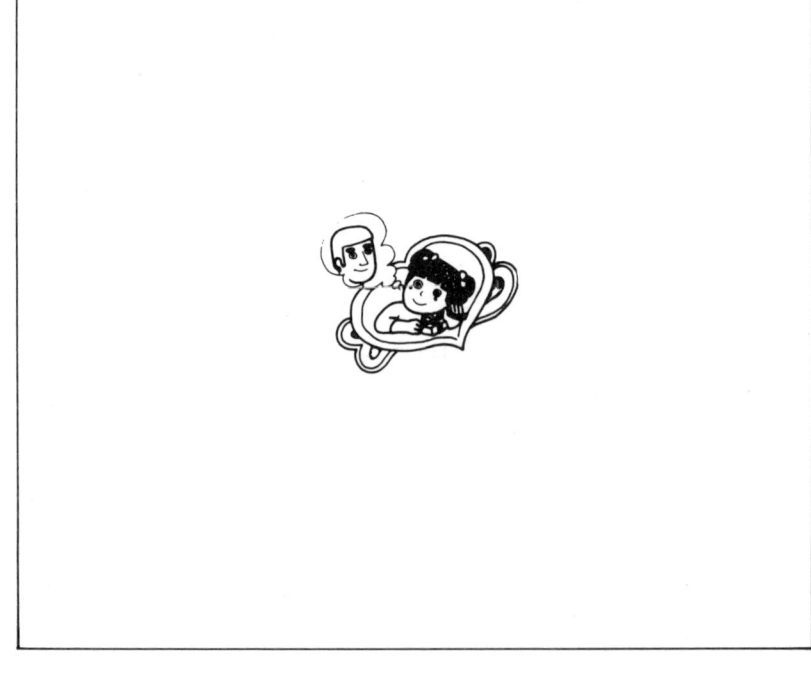

```
판 권
본 사
소 유
```

피로·정력감퇴 치료법

2003년 6월 25일 재판
2003년 6월 30일 발행

지은이 / 현대건강 연구회
펴낸이 / 최　상　일

펴낸곳 / 太乙出版社
서울특별시 강남구 도곡동 959-19
등록 / 1973년 1월 10일 (제4-10호)

©2001, TAE-EUL publishing Co., printed in Korea
잘못된 책은 구입하신 곳에서 교환해 드립니다.

■ 주문 및 연락처

우편번호 100-456
서울특별시 중구 신당6동 52-107 (동아빌딩 내)
전화 / 2237-5577 팩스 / 2233-6166

ISBN 89-493-0184-9 13510

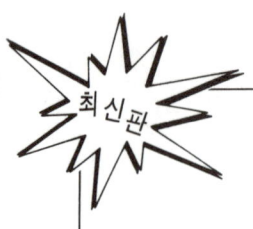

"太乙出版社가 엄선한 현대 가정의학 시리즈"

✽ 현대 가정의학 시리즈 ①
눈의 피로, 시력감퇴 치료법

✽ 현대 가정의학 시리즈 ②
명쾌한 두통 치료법

✽ 현대 가정의학 시리즈 ③
위약, 설사병 치료법

✽ 현대 가정의학 시리즈 ④
스트레스, 정신피로 치료법

✽ 현대가정의학 시리즈 ⑤
정확한 탈모 방지법

✽ 현대 가정의학 시리즈 ⑥
피로, 정력감퇴 치료법

✽ 현대 가정의학 시리즈 ⑦
완전한 요통 치료법

✽ 현대 가정의학 시리즈 ⑧
철저한 변비 치료법

✽ 현대 가정의학 시리즈 ⑨
완벽한 냉증 치료법

✽ 현대 가정의학 시리즈 ⑩
갱년기장해 치료법

✽ 현대 가정의학 시리즈 ⑪
감기 예방과 치료법

✽ 현대 가정의학 시리즈 ⑫
불면증 치료법

✽ 현대 가정의학 시리즈 ⑬
비만증 치료와 군살빼는 요령

✽ 현대 가정의학 시리즈 ⑭
완벽한 치질 치료법

✽ 현대 가정의학 시리즈 ⑮
허리·무릎·발의통증 치료법

✽ 현대 가정의학 시리즈 ⑯
코 알레르기 치료법

✽ 현대 가정의학 시리즈 ⑰
어깨결림 치료법

✽ 현대 가정의학 시리즈 ⑱
기미·잔주름 방지법

✽ 현대 가정의학 시리즈 ⑲
자율신경 실조증 치료법

✽ 현대 가정의학 시리즈 ⑳
간장병 예방과 치료영양식